手足对症按摩全书

主编 赵鹏 郑书敏

江苏凤凰科学技术出版社
·南京·

左脚背反射区

1 脸面
主治：面神经麻痹、脸部皮肤瘙痒。

2 眼睛
主治：眼睛疲劳、结膜炎、角膜炎、白内障、近视、远视、散光。

3 上身淋巴结
主治：发热、各种炎症、囊肿、肌瘤。

4 下身淋巴结
主治：发热、囊肿、肌瘤、蜂窝性组织炎、腿部水肿。

5 肩胛骨
主治：肩胛骨酸痛、背痛、肩周炎、肩关节酸痛。

6 乳房、胸腔
主治：胸闷、经期乳房肿痛、乳腺炎。

7 横膈膜
主治：打嗝、腹部胀气、呕吐、胀气、腹痛、恶心。

8 内耳迷路
主治：头晕、眼花、耳鸣、目眩、高血压、低血压。

右脚背反射区

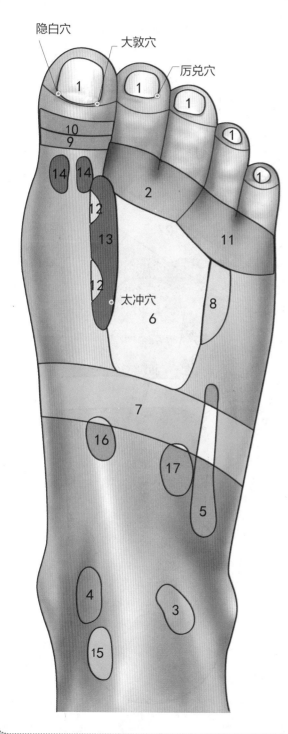

隐白穴
大敦穴
厉兑穴

10
9

14 14

12
13
12

太冲穴
6

2

11

8

7

16

17

5

4

3

15

9 下颌（牙）
主治：下颌感染化脓、下颌关节炎、打鼾、牙周炎、牙疼。

10 上颌（牙）
主治：上颌感染、上颌关节炎、牙周炎。

11 耳朵
主治：耳鸣、中耳炎、重听、外耳炎。

12 气管、喉部
主治：气管炎、气喘、感冒、咳嗽。

13 胸部淋巴结
主治：各种炎症、发热、囊肿、乳房肿瘤、胸痛。

14 扁桃体
主治：感冒、喉咙痛、扁桃体发炎。

15 腹股沟
主治：生殖系统病变、性冷淡、疝气、不孕不育症。

16 内侧肋骨
主治：肋骨酸痛、胸闷气短、肋膜炎。

17 外侧肋骨
主治：肋骨的各种病变、闪腰、胸闷、胸紧、肋膜炎。

右脚底反射区

18 额窦
主治：鼻窦炎、发热、头痛。

19 头部
主治：脑震荡愈后的后遗症、头痛、脑充血。

20 脑下垂体
主治：甲状腺失调、肾上腺失调、脾胰功能失调。

21 脑干
主治：高血压、失眠、头晕、头重。

22 三叉神经
主治：偏头痛、颜面神经麻痹、腮腺炎、耳鸣、失眠。

23 斜方肌
主治：颈肩部酸痛、僵硬。

24 鼻腔
主治：鼻塞、鼻炎、鼻息肉。

25 颈项
主治：颈部酸痛、高血压、落枕。

26 甲状腺
主治：甲状腺功能亢进或不足。

27 肺和支气管
主治：咳嗽、肺癌、支气管肺炎。

28 肝脏
主治：肝炎、黄疸、肝硬化、肝癌。

29 膀胱
主治：膀胱炎、膀胱结石、尿道炎。

30 小肠
主治：肠胃胀气、急性肠炎、腹泻。

左脚底反射区

气端穴

31 横结肠
主治：便秘、腹泻、腹痛、肠炎。

32 降结肠
主治：便秘、腹泻、腹痛、肠炎。

33 直肠
主治：便秘、直肠炎。

34 肛门
主治：便秘、直肠炎、痔疮（外痔）。

35 胃部
主治：胃溃疡、胃胀气、胃痛、胃炎。

36 十二指肠
主治：消化不良、十二指肠溃疡。

37 胰脏
主治：糖尿病、新陈代谢不佳、胰囊肿。

38 胆囊
主治：胆结石、胆囊炎。

39 脾脏
主治：贫血、食欲不振、感冒。

40 阑尾
主治：下腹胀气、盲肠炎。

41 生殖腺
主治：生殖泌尿系统疾病。

42 肾脏
主治：肾功能不佳、风湿病、肾结石。

43 肾上腺
主治：心律不齐、昏厥、气喘、风湿病。

44 心脏
主治：呼吸困难、心力衰竭、心脏缺损。

内侧坐骨神
经反射区

腰椎反射区

直肠及肛门
反射区

尿道及阴道
反射区

前列腺或子宫
反射区

骶椎反射区

胸椎反射区

颈椎反射区

内侧尾骨反射区

足部按摩与气血流注

足部养生大穴速查

● 通络调经大穴——三阴交

三阴交

主治

　　子宫功能性出血、月经不调，痛经、带下、不孕、崩漏、闭经、子宫脱垂、难产、产后血晕、恶露不行。

● 祛火消炎大穴——解溪

解溪

主治

　　牙痛、烦心、目赤、头痛、眩晕、腹胀、便秘、脚腕痛、下肢痿痹、肾炎、肠炎。

● 清热生气大穴——太溪

太溪

主治

　　肾炎、膀胱炎、月经不调、遗尿、遗精、神经衰弱、腰痛、足底疼痛、咽喉肿痛、耳鸣、失眠等。

● 泄热利胁大穴——足窍阴

足窍阴

主治

　　偏头痛、目赤肿痛、耳聋、耳鸣、喉痹、胸胁痛、足跗肿痛、多梦、热病。

● 泻热通窍大穴——至阴

至阴

主治

　　头痛、目痛、鼻塞、鼻衄、胎位不正、难产、胞衣不下、半身不遂、月经不调。

● 散热化气大穴——昆仑

昆仑

主治

　　腿足红肿、脚腕疼痛、脚踝疼痛、头痛、项强、目眩、肩痛、腰背痛，坐骨神痛经、关节炎、胞衣不下。

● 调经止血大穴——隐白

隐白

主治

　　月经崩漏、子宫痉挛、小儿疳积、肠炎、腹泻、多梦、便血、尿血、癫狂、惊风。

● 平肝理血大穴——太冲

太冲

主治

　　头痛、眩晕、高血压、失眠、肝炎、月经不调、子宫出血、乳腺炎、肾炎、肠炎、淋病、便秘。

◉ 理血清神大穴——大敦

大敦

主治

　　疝气、缩阴、阴中痛、月经不调、血崩、尿血、癃闭、遗尿、淋疾、癫狂、痫症、小腹疼痛。

◉ 散热生气大穴——涌泉穴

涌泉

主治

　　咽喉肿痛、头痛、昏厥、口干、失眠、小便不利、休克、中暑、中风、高血压、便秘等。

◉ 宁神止痛大穴——申脉

申脉

主治

　　头痛、眩晕、癫痫、腰腿酸痛、目赤肿痛、失眠、眼睑下垂、项强、足外翻。

◉ 运化风气大穴——足临泣

足临泣

主治

　　头痛、目外眦痛、目眩、瘰疬、胁肋痛、疟疾、中风偏瘫、痹痛不仁、神经官能症等。

手部对应病症速查

人体所有脏腑器官的病变都会在手部有所显示，根据这些不同的表征，我们就可预测、诊断身体的健康状况。

手背上的主要经穴

　　手背上分布的大量经穴，连接着身体各部位的器官，因而手可以反映出人体的健康状况。

中冲穴
昏迷、中暑、昏厥、小儿夜啼、舌强肿痛

关冲穴
小儿消化不良

商阳穴
齿痛、咽喉肿痛

少冲穴
心悸、心痛、癫狂、昏迷

少泽穴
乳痛、五官疾病、乳少

二间穴

液门穴

前谷穴
头痛、目痛、耳痛、咽喉肿痛、乳少、热病

三间穴

后溪穴
耳聋、癫狂疟疾

合谷穴

中渚穴
鼻出血、牙龈炎、口歪、三叉神痛经、肠鸣、齿痛

腕骨穴

阳谷穴
耳鸣、口腔炎、腮腺炎、癫痫、神经系统

阳溪穴
头痛、耳聋耳鸣、厥逆头痛、胸满气短、目赤肿瘤、头面五官疾病、中风、半身不遂、腕关节及其周围软组织疾患

阳池穴
耳聋、消渴

养老穴
近视、落枕、精神神经系统疾病、脑血管后遗症

掌部常见14条线示意图

1线（感情线）
代表呼吸系统和消化系统功能的强弱

2线（脑线）
反映神经、精神方面及心血管系统功能的变化

3线（生命线）
反映人的体质、精力、能力、健康状况及身体疾病的状况

4线（健康线）
代表肝脏免疫功能、机体抵抗力的强弱及身体状况的好坏

5线（玉柱线）
代表慢性病主要是心肺功能减退

6线（障碍线）
反映出近期身体的好坏

7线（成功线）
此线多与血压的高低有关

8线（放纵线）
代表患有糖尿病

9线（过敏线）
代表人体对有害物质的代谢、排除能力下降，多为过敏体质，肝脏不好

10线（土星线）
代表出现心理疾病和消化系统疾病

11线（性线）
反映泌尿生殖系统功能变化

12线（酒线）
反映肝脏的健康状况

13线（悉尼线）
主要提示家族有肿瘤史

14线（猿猴纹）
提示人体特征的遗传倾向极强

手指与经络及人体系统的关系简图

肝、胆、脾、胃

胸、心、肺

肾、膀胱、肠道

下肢

头部、颈部

由于可以根据人体系统与经络的关系，推断出手指与人体系统的关系，因而，从手指的变化就可以了解身体的健康状况。

指甲九筹十区划分法

指甲的生长状况和形态会随时受到机体变化的影响，所以时常关注指甲的变化就可以了解身体的健康状况。

1、3区	肺
2区	心脏
4、6区	肝胆胰
5区	脾胃
7、9区	小肠、大肠
8区	肾脏、膀胱
10区	胞宫、精室、骨骼

常见的十种手纹

简单弓形纹

尺箕纹

帐幕弓形纹

栊箕纹

螺形纹

囊形纹

环形纹

变形纹

绞形纹

偏形纹

掌部脏腑反射区

这是掌部脏腑反射区图，参照此图，按图索骥，可以快速掌握各反射区的准确位置，配合适当的按摩技巧，可达到自我保健、防治疾病的目的。

脑三区
鼻咽区
胆囊一区
心二区
胃二区
肝 区
胆囊三区
胃一区
胰腺区
脑二区
脾二区
颈 椎
心三区
肺二区
膀胱二区
前列腺一区
卵巢区
子宫区

心一区
支气管
肺一区
眼 睛
脾一区
膀胱一区
前列腺二区
耳 区
乳腺区
腰 椎
脑一区
胆囊二区
大肠区
小肠十二指肠区
肾 区
下 肢

健康每一天，从按摩"手""足"开始

手诊手疗在中国已经有非常悠久的历史了。古人认为"面相不如身相，身相不如骨相，骨相不如手相"，"视其外，以知其内脏，则知所疾矣"，"有诸内，必形诸外"。这些都是古代医学家诊断疾病的重要方法。而现代医学认为："手是人的另一个头脑，它的行动举止几乎与大脑保持一致，其敏感性在人体的所有部位中是最强的。"所以西方的手诊专家们说"手是人类心灵的窗户"，中国也有相应的一句俗语——十指连心，这些都充分说明了手与内脏的关系。另外，手还是人体全身脏腑器官的完整缩影，所以，人体组织器官的病变均可在手的某些部位得以体现。

此外，手部有着大片的病理反射区，是神经的聚集点。一只手正反面有70多个病理反射区和治疗穴位，临床实践证明，对这些穴区进行按摩等刺激可治疗近百种疾病。只要准确地、不断地刺激按摩手部穴位相关的病理反射点，就能使内脏不断受到良性刺激，而逐渐强化其功能，进而达到祛病强身的目的。

所谓足疗，其实是一种非药物疗法，即通过对足部反射区和穴位的按摩刺激，调整人体生理机能，提高免疫系统功能，从而防病、治病、保健、强身。足部是人体经络循环中的重要组成部分，祖国医学早就有"上病取下，百病治足"的说法，即全身许多疾病可以通过足部治愈。足疗就是运用中医原理，集检查、治疗和保健为一体的无创伤自然疗法，包括足浴和足部按摩两个部分。足部是人体的"第二心脏"，如同人体的阴晴表，能够准确地反映出身体的健康状况。

足疗是一种古老而又新鲜的事物，它是我国传统医学的渊源和延伸。中国足疗源远流长，早在《春秋》《礼记》中就记载了以中草药煎汤熏、浸泡的"熏、蒸、浸、泡"疗法。"足是人之根，足疗治全身"，古时候神医扁鹊根据人们的生活习惯，发现了用中草药热水泡脚的祛病方法，据说这就是中药浴足、足疗的前身。足疗法在唐代以前就已出现。唐宋以后，虽被排斥于正统医学之外，但医书中仍有记载，如宋代的《圣济总录·神仙导引》中所云："以手扳脚梢，闭气取太冲之气。"清末，足疗法逐渐流传到欧美等国家，被称作反射疗法或区域疗法。足疗法是通过手法作用于足位体表的特定部位，以调节机体的生理、病理状况，达到驱病康复的目的。人的足部对系统或器官存在相应的反射区，对相应部位进行针刺或按摩，找出敏感点，即酸、麻、胀、痛点，就可做到对相应系统、器官疾患的治疗。做好足部按摩，可以缓解人体病变器官或系统的疼痛，甚至通过按摩治疗达到痊愈的理想效果。

足部按摩除了具有止痛、改善血液循环、消炎、消肿、镇静、调节神经兴奋性、调节内分泌功能、增强机体免疫功能、疏经通络等作用以外，它的美容功效也已经受到越来越多人的关注。今天，足部按摩作为一种有效的医疗保健方法，顺应了医学发展的潮流和方向。

● 关于本书

在体系上，本书分为上下两篇，上篇主要介绍了足疗的基础知识以及呼吸系统、心血管系统、消化系统、泌尿生殖系统、神经系统、妇产科、五官科、外科、皮肤科等疾病的足疗方法；下篇主要介绍了手疗的基础知识，以及循环系统、内分泌系统、泌尿生殖系统、运动系统、皮肤科、五官科、呼吸系统等疾病的手疗方法。在形式上，本书的特点是图文并茂地向您展现自我保健、自我治疗的方法，让您通过图解准确地找到需要按摩的穴位，对照反射区轻松地判断出病症的所在部位。按摩手足不可能包治百病，但会让您健康多一点。健康需要一点一滴的重视与积累，本书就是让您具备日常保健常识和更多自我保健意识的指南针，让您可以随时随地"为健康加油"。

在编写过程中，编者参阅了大量古书及现代报刊资料，并拜访了多位民间手疗足疗的医生及医僧。不可否认编者是站在前人的肩膀上才能有此书的面世，在此感谢各位手疗、足疗的前辈，还要衷心感谢所有大力支持此书编写的医界同行及出版界的朋友。

Contents 目录 ▶

足部反射区

人体各器官和部位在足部都有着相对应的区域，可以反映相应脏腑器官的生理病理信息，这就是所谓的"足部反射区"。

至阴穴

正坐垂足，将要按摩的脚抬起放在凳子上。脚趾斜向外侧翘起。俯身弯腰，同侧手末四指握脚底，掌心朝上，拇指弯曲，置于足小趾端外侧，趾甲角旁，则拇指指尖所在之处即是。

食指横按法

　　一只手持足部,另一只手握成拳状,食指微微弯曲,以食指第二指关节背侧面为着力点,进行由轻渐重的按压。本手法适用于足部胃、胰、十二指肠、斜方肌、肺及支气管等反射区。

第四章　　心血管系统疾病的足部保健按摩疗法

第五章　　消化系统疾病的足部保健按摩疗法

肾反射区

　　双足足底第二、三跖骨体之间,近跖骨底处(肾上腺反射区下一横指)。适用于各种肾脏疾病、水肿、风湿病、关节炎、泌尿感染、高血压、低血压、贫血、动脉硬化、静脉曲张、耳鸣、湿疹等。

足疗治疗咳嗽

依次点按三阴交、太溪、涌泉、大钟、然谷、太冲、1号穴、7号穴、17号穴、29号穴等穴，各2~3分钟，力度中等。

足疗治疗呃逆

在第一、二跖骨与第二、三跖骨足底缝隙中深推，推擦足底内侧。

第六章　泌尿生殖系统疾病的足部保健按摩疗法

第七章　神经系统疾病的足部保健按摩疗法

第八章　妇产科疾病的足部保健按摩疗法

足疗治疗面神经麻痹

点揉陷谷、厉兑、冲阳、行间、太冲等穴，各2～3分钟，厉兑可点指。

足疗治疗胎动不安

按揉涌泉、太溪、至阴、照海等穴，各1～2分钟。同时，应采取其他相应措施并及时到医院诊治。

第九章　　五官科疾病的足部保健按摩疗法

第十章　　外科疾病的足部保健按摩疗法

第十一章　　皮肤科疾病的足部保健按摩疗法

第十二章　　其他常见病症的足部保健按摩疗法

丘墟

足疗治疗近视

　　点揉昆仑、丘墟、足临泣、侠溪、水泉、束骨，行间各2～3分钟。

太溪

足疗治疗滑囊炎

　　选择点按太溪、申脉、仆参、解溪、复溜，金门、束骨、丘墟、中封等穴，各1～2分钟。

足疗治疗神经性皮炎

点揉三阴交、隐白、公孙、京骨、解溪、太溪、8号穴、11号穴、27号穴。在采用按摩疗法的同时，也可采用足浴疗法，即直接用有关药水洗患处，浴后充分擦干，患部避免过多的机械刺激。

指甲与人体部位的对应关系

双手的指甲与人体部位有着一定的对应关系，根据这种对应关系就可以诊断出身体相应部位的健康状况。

第十三章 认识手疗

第十四章 循环系统及内分泌系统疾病的手疗法

第十五章 泌尿生殖系统及运动系统疾病的手疗法

第十六章 皮肤科及五官科疾病的手疗法

第十七章 呼吸系统疾病的手疗法

颈肩穴：
按法20次

心肺穴：
掐法20次

肝胆穴：
擦法20次

手疗治疗高血压

用按法、掐法、擦法分别按摩颈肩穴、心肺穴、肝胆穴各20次。

肝区
有暗红色线条
出现

心区
颜色鲜红

肾区
淡白无光

高血压病手部变化

心区颜色鲜红，肝部有暗红红线条出现，肾区淡白无华，表明情绪急躁、易怒、有心悸头晕症状。

25

● 阅读导航

我们在此特别设置了阅读导航这一单元，对内文中各个部分的功能、特点等作一说明，这必然会大大地提高读者在阅读本书时的效率。

标题
从这里开始我们的阅读旅程。

导语
总述这一节讲了什么。

精彩正文
简单易懂的文字，让你轻松读懂足疗知识。

5 足部按摩常用手法

掌握好足部按摩的手法，对于临床效果具有不可估量的意义。在临床上，为了追求最佳的按摩效果，对按摩师的操作技巧也具有一定的要求。下面将对按摩操作技巧要求的"八字要诀"和常用的足部按摩手法进行分别介绍。

● "八字要诀"

概括地讲，足部按摩手法的操作要求有一个"八字要诀"：持久、有力、均匀、柔和。

"持久"是要求按摩者须将按摩动作持续一段特定时间。如果按摩时间过于短暂，会使疗效大打折扣。手法运用的持久性必须经过一定的训练才能达到。

"有力"是指操作时应具备一定力量，不能软弱无力，否则达不到治疗目的。不同部位和不同病症，用力也会有区别。因此要学会适当、有效的用力方法。

"均匀"是指操作时要注意动作节律稳定，力量协调，使受力者感觉良好，才能达到很好的治疗效果。如果用力不均匀，患者不仅感觉不好，甚至还会疼痛、烦躁不安，肯定会大大影响疗效。长期实践是实现手法均匀的必要条件之一。

"柔和"是指操作手法软而不浮、重而不滞、恰到好处。切忌用蛮劲或生硬粗暴，而且动作变换的过程要协调。持久、有力、均匀和柔和是手法按摩最基本的要求，需要在长期实践和不懈的锻炼中不断学习和体会才能正确掌握。下面将要介绍在足部按摩中常用的各种操作手法，可根据情况具体灵活应用。

● 足部按摩的特点

①	足部按摩仅着力于足部
②	因为足部的面积比躯干、头颈以及四肢的肩、臂、腿、股等部位的面积小，所以按摩的着力点也小。一般操作时只用手指，而整个手掌或手掌的大鱼际、小鱼际、腕部、肘部等都用不上
③	足部按摩的操作手法比一般按摩更为细腻，技术含量更高
④	足部按摩具有自己独有的特点，但总的来说，足部按摩的手法继承了中国传统按摩手法的特点，两者在实际操作中有很多值得互相借鉴的地方

56

疾病名
　标题即是疾病名，从这里找到你想治的病。

操作手法与步骤
　分步介绍足部按摩，四步搞定整个足疗。

感冒

四季常见疾病，常由流行性感冒病毒感染引起。主要表现（左右），并伴有肌肉酸痛、鼻塞、打喷嚏、流鼻涕、咽肿幼儿有慢性肺病及年老体弱者常会并发肺炎，严重影响人，一周左右可自动痊愈。适度足部保健按摩可减轻症状，

溪、复溜、侠溪、太冲、公孙

、24号穴、25号穴

小脑及脑干　胸部淋巴结

肺及支气管

喉

反射区
头部（大脑）、脑垂体、小脑及脑干、鼻、甲状旁腺、甲状腺、肾上腺、肾脏、肺及支气管、胸部淋巴结、喉

—● 足浴治疗感冒的配方

、防风各30克，薄荷20克。水煎取汁混入水中浴足，用于发汗解表。

操作手法与步骤

点揉内庭、大都、太溪、复溜、侠溪、太冲、公孙、1号穴、17号穴、24号穴、25号穴等穴位，各1~2分钟，以局部胀痛为宜。

公孙

1

用拇指指端点法、食指指间关节点法、拇指指关节刮法、按法、食指关节刮法、双指关节刮法、拳刮法、拇指推法、擦法、拍法等作用于相应反射区，每操作2分钟，以局部酸胀为佳。

拇指指端点法

2

用放松休闲手法进行足部放松，擦足心，致局部发烫。

3

可用力接1号穴或净水按，要求足浴，手法宜使局部温热，按后迅速保温。

4

注意事项
在接受按摩治疗的同时，患者要注意防寒保暖，多饮开水，避免过度劳累。由于按摩治疗一般无不良反应，所以这种方法尤其适合小孩、老人和孕妇。

第三章 呼吸系统疾病的足部保健按摩疗法

⑬

123

要求：拇指、食指夹住相应穴位，两指相对做搓揉动作。
要领：动作灵活、节奏快而均匀，有一定的持续时间。
适用：用于手指和脚趾小关节的局部不适症。

⑤

57

足浴配方
　足部按摩后按照配方足浴，可以巩固治疗效果。

注意事项
　足疗治病的同时，注意生活调理，加速疾病痊愈。

● 足部反射区速查图解

　　人体各器官和部位在足部都有着相对应的区域，可以反映相应脏腑器官的生理病理信息，这就是所谓的"足部反射区"。运用按摩手法刺激这些反射区，可以调节人体各部分的功能，取得防病治病、自我保健的效果。下面我们就对足各种反射区的准确位置作一图解，这对于按摩实践、提高疗效都有着重要的意义。

足内侧反射区

内侧坐骨神经反射区

直肠及肛门反射区

腰椎反射区

尿道及阴道反射区

前列腺或子宫反射区

骶椎反射区

胸椎反射区

内侧尾骨反射区

颈椎反射区

脚面反射区

脸部 — 脸部
上颌（牙） — 上颌
下颌 — 下颌（牙）
眼睛 — 扁桃体
耳朵 — 眼睛
下颌（牙） — 耳朵
内耳迷路 — 颈部淋巴结
颈部淋巴结 — 气管
胸部乳房 — 内耳迷路
胸腔乳房 — 胸腔乳房
横膈膜 — 横膈膜
肩胛骨 — 肩胛骨
外侧肋骨 — 内侧肋骨 — 外侧肋骨
下身淋巴结 — 下身淋巴结
上身淋巴结 — 腹股沟 — 上身淋巴结

脚底反射区

额窦 — 鼻腔 — 额窦
脑垂体
三叉神经
脑干
颈项
眼睛 — 眼睛
耳朵 — 斜方肌 — 斜方肌 — 耳朵
肩部 — 肺和支气管 — 肺和支气管 — 肩部
腹腔 — 肾上腺
肾上腺 — 胃部 — 胃部 — 心脏
胰脏 — 肾脏
肝脏 — 肾脏 — 脾脏
胆囊 — 十二指肠 — 十二指肠
横结肠 — 横结肠
降结肠
输尿管 — 小肠 — 输尿管 — 小肠
回盲瓣 — 直肠
盲肠 — 膀胱
生殖腺 — 生殖腺

29

● 足部养生十六大特效穴

解溪穴

不知道你有没有发现，有的时候，明明没有蛀牙，可是牙齿却非常疼。不但牙疼，而且心烦，眉棱骨痛，眼睛还布满了红丝，或者脸面的颜色不知道是什么原因越来越泛灰黑色，并伴有水肿的现象。如果这样的话，那就赶紧按摩你的解溪穴。按摩解溪穴，不但能使上述症状得到改善，还有很好的保健调理效果。《针灸甲乙经》曰："白膜覆珠，瞳子无所见；风水面肿，颜黑。解溪主之。"《千金方》云："腹大下重；厥气上柱腹大；膝重脚转筋，湿痹。"《类经图翼》曰："泻胃热。"

● 命名

解，散的意思；溪，地面流行的经水。"解溪"的意思就是指胃经的地部经水由本穴解散并流溢四方。此穴的物质是丰隆穴传来的地部经水，经水流于本穴后，因为此处穴位的通行渠道狭小，所以地部经水满溢而流散经外，因此名为"解溪"。

● 按摩要点

① 正坐，抬起一只脚放在椅子上

② 用同侧的手掌抚膝盖处，拇指在上、四指的指腹循胫骨直下至足腕，在系鞋带处，两筋之间有一凹陷

③ 用中指的指腹向内用力按压

④ 每天早晚各按压一次，每次 1 ~ 3 分钟

○取穴技巧

正坐，一腿屈膝，脚部后移，用同侧的手掌抚膝盖处，拇指在上、四指指腹循胫骨直下至足腕处，在系鞋带处、两筋之间的凹陷即是该穴。

内庭穴

你是否经常感到自己双手双脚都是冰凉的？你是否觉得自己浑身气血不畅？你是否喜欢闭门在家中独自静坐？你是否厌恶嘈杂的人声以及嘈杂的环境？你是否经常心烦意乱？如果这样的话，那就赶快按摩你的内庭穴吧，一定会收到立竿见影的效果。"内庭次趾外，本属足阳明，能治四肢厥，喜静恶闻声，瘾疹咽喉疼，数欠及牙疼，疟疾不能食，针着便惺惺。"这首歌谣，说的就是内庭穴这个穴位的作用。

● 命名

内，指深处；庭，指居处；因为此处穴位对喜静卧、恶闻声等病症具有疗效，这些病症就好似要深居在内室之中，闭门独处，不闻人声，所以名叫内庭。其次，因为这个穴位治疗的病症，几乎不在穴位近处，而是多在头、脑、腹、心这样的部位，它的主要作用与人体内部组织有关，门内称庭，所以名为内庭穴。

● 按摩要点

① 正坐屈膝，把脚抬起，放在另一条腿上

② 把对侧手的四指放在脚掌底部，托着脚，手的大拇指放在脚背

③ 弯曲大拇指，用指尖下压揉按内庭穴，有胀痛的感觉

④ 早晚各揉按一次，先左后右，每次揉按 1 ~ 3 分钟

○取穴技巧

正坐屈膝，把脚抬起，放另一腿上，用对侧手的四指置脚掌底托着，手大拇指在脚背，并置于第二、三趾间，脚叉缝尽处的凹陷处即是。

厉兑穴

不知为什么，有的人整夜都睡不着觉，或者晚上很早就上床了，可是却总没法入睡；或者总是整夜失眠，睁着眼睛，在床上辗转反侧，听着别人的鼾声直到天明；或者夜里不断地做梦，梦境一个接一个，就好像放录像带一样，一部接一部地放。可是等到了白天，他们却全身疲乏，四肢无力，始终打不起精神来，而且总想睡觉。那么，遇到这种情况该怎么办呢？其实很简单，只要坚持按压厉兑穴，就能够使白天困乏、晚上难以睡的情况得到改善。《千金方》云："头热，龋齿，喉痹，硬咽寒热，面水肿，嗜卧，四肢不欲动摇，吐舌戾颈。"《针灸大成》："疮疡从髭出者，厉兑、内庭、陷谷、冲阳、解溪"、"尸厥如死及不知人，灸厉兑三壮。"

● 命名

"厉"的意思是危、病，"兑"的意思是"口"。在中医里面，把胃称为水谷之海，我们的身体接受食物必须要使用口。而此处穴位主要治疗口噤不能食、口歪，以及胃肠等方面的疾病，所以名叫"厉兑"。

● 按摩要点

① 正坐屈膝，把脚抬起放在另一腿上

② 将对侧手的四指放在脚底，托着脚，拇指放在脚背

③ 大拇指弯曲，用指甲垂直掐按在穴位处，有刺痛感

④ 每天早晚各掐按一次，先左后右，每次 1 ~ 3 分钟

○取穴技巧

正坐屈膝，把脚抬起放在另一腿上。用对侧手的四指置脚底托着，手拇指在脚背。弯曲大拇指，指甲所在第二趾外侧趾甲角处即是。

隐白穴

　　月经是女人特有的生理现象，也是为了繁衍生命而存在的。有的人每个月的月经都很规律，但有的人却因为饮食、情绪、身体、药物等原因，导致月经不规律，时有变化，甚至有的时候还会突然大量流血不止，或者间歇不断（俗称崩漏），此时不仅会影响身体健康，而且情况严重的话，还有可能会危及生命安全。如果遇到了这种情况，可以马上把患者送到医院，同时重力按压患者的隐白穴，也可以用香烟或者香火稍微轻烫此穴，这样有立即止血的作用。《针灸甲乙经》曰："气喘，热病，衄不止，烦心善悲，腹胀，逆息热气，足胫中寒，不得卧，气满胸中热，暴泄，仰息，足下寒，膈中闷，呕吐，不欲食饮，隐白主之；腹中有寒气，隐白主之；饮渴身伏多唾，隐白主之。"

● 命名

　　隐，隐秘、隐藏的意思；白，指肺的颜色、气。"隐白"的意思就是指脾经体内经脉的阳热之气外出到脾经体表经脉。此处穴位由地部孔隙与脾经体内经脉相连，穴内气血是脾经体内经脉外传之气，因为气蒸发外出，不易被人觉察，所以称"隐白"。

● 按摩要点

①	正坐屈膝，把一脚抬起，放在另一条大腿上
②	用另一侧手的大拇指的指甲垂直掐按穴位，有刺痛感
③	每天早晚各掐按一次，每次掐按 1～3 分钟

○取穴技巧

　　正坐，把脚抬起，放置在另一大腿上。用另一侧手大拇指按压足大趾内侧趾甲角旁 0.1 寸即是。

太白穴

太白穴出自《灵枢经·本输第二》，属于足太阴脾经。"太白"是中国古代星宿的名称，传说太白星具有平定战乱、利国安邦的作用。中医理论中脾属"土"，所以称脾经为"土经"。太白穴是脾经之土穴，也是脾经的原穴，是健脾的重要穴位，能够治疗由各种原因引起的脾虚。在中医理论中，脾主肌肉，如果人突然运动或者搬提了过重的物品，就会导致脾气消耗太多，使得肌肉内部气血亏损，此时敲打或用力揉按太白穴，能调理疏通经气，迅速消除肌肉酸痛等症状，人体运动过度造成的局部损伤也可用此方法治疗。

● 命名

太，大的意思；白，肺的颜色，气也。"太白"的意思就是脾经的水湿云气在此吸热蒸升，化为肺金之气。此处穴位的物质是从大都穴传来的天部水湿云气，到达此处穴位后，受长夏热燥气化蒸升，在更高的天部层次化为金性之气，所以称太白穴。此穴也称大白穴。它是脾经经气的重要输出之穴。

● 按摩要点

① 正坐屈膝，把脚抬起，放在另外一条大腿上，用另一侧手的大拇指按压脚的内侧缘靠近足大趾的凹陷处，有酸胀感

② 用大拇指的指腹垂直按压穴位

③ 两侧穴位每天早晚各按压一次，每次按压 1～3 分钟

○取穴技巧

正坐，把脚抬起，放置另一大腿上，以另一侧手的大拇指按脚的内侧缘靠近足大趾的凹陷处即是。

公孙穴

《史记·五帝本纪》说："黄帝者，少典之子，姓公孙，名曰轩辕。"公孙就是黄帝，黄帝位居中央，统治四方，就犹如人体中的公孙穴，总督脾经和冲脉，统领全身。而作为统领全身的穴位，它最直接、最明显的效果就体现在人体的胸腹部。出现在人体胸腹部的所有问题，例如腹胀、不明原因的腹痛、心痛、胃痛、胸痛，都可以通过按压公孙穴得到缓解，而且经常按摩公孙穴，也可养生保健。此外，像婴儿初生、胎毒未尽，或者在换乳的时候，脾胃没法适应新的食物，有大绿便或者腹泻、便秘等现象，除了要尽快送医院检查，还可以同时按压公孙穴，就能使症状得到缓解。

● 命名

公孙，即公之辈与孙之辈，指此处穴位内的气血物质与脾土之间的关系密切。此穴位于人的足部，冲脉气血出公孙穴后就会快速气化。另外此穴物质为天部水湿风气，并横向输散至脾胃二经，有联络脾胃二经各部气血的作用。

● 按摩要点

①	正坐，将右足跷起放在左腿上
②	用左手轻握右足背，大拇指弯曲
③	食指指尖垂直揉按穴位，有酸、麻、痛的感觉
④	每天早晚各揉按一次，每次揉按 1～3分钟

○取穴技巧

正坐，将右足跷起放在左腿上。将另一侧手的食指与中指并拢，中指位于足内侧大趾的关节后，则食指所在位置即是。

昆仑穴

在针灸穴中，昆仑穴是足太阳膀胱经的穴道，能够舒筋化湿、强肾健腰。中国古代医书《医宗金鉴》中写道："足腿红肿（昆仑）主，兼治齿痛亦能安。"在《肘后歌》中也记载道："脚膝经年痛不休，内外踝边用意求，穴号（昆仑）并吕细。"由此可见，这个穴位对于腿足红肿、脚腕疼痛、脚踝疼痛，都能够疏通经络，消肿止痛，具有良好的治疗效果。在古代的《医书入门》中还记载道："背曲杖行之人，针两足昆仑，能够投杖而走。"由此可知这个穴位对腰、腿和背部脊椎具有很好的功效。

● 命名

昆仑，广漠无垠的意思，指膀胱经的水湿之气在这里吸热上行。本穴物质是膀胱经经水的汽化之气，性寒湿，由于足少阳、足阳明二经的外散之热的作用，寒湿水气吸热后也上行并充斥于天部，穴中各个层次都有气血物质存在，就像广漠无垠的状态一样，所以名"昆仑"。

● 按摩要点

① 正坐垂足，将要按摩的脚稍向斜后方移至身体旁侧，脚跟抬起

② 用同侧的手四指在下、掌心朝上扶住脚跟底部

③ 大拇指弯曲，用指节从上往下轻轻刮按，会有非常疼痛的感觉

④ 每次左右两侧穴位各刮按 1 ～ 3 分钟，孕妇忌用力刮按

○取穴技巧

正坐垂足，将要按摩的脚稍向斜后方移至身体侧边，脚跟抬起。用同侧手四指在下，掌心朝上扶住脚跟底部。大拇指弯曲，指腹置于外脚踝后的凹陷处，则大拇指所在位置即是。

申脉穴

中国古代的《医宗金鉴》中，有一首关于申脉穴的歌诀："腰背脊强足踝风，恶风自汗或头痛，手足麻挛臂间冷，雷头赤目眉棱痛，吹乳耳聋鼻出血，癫口肢节苦烦疼，遍身肿满汗淋漓，申脉先针有奇功。"这首歌诀，说的就是申脉穴的作用和功效。在人体的穴位中，这是一个非常有用的穴位，它对于足踝红肿、手足麻木、乳房红肿、头汗淋漓等症，都具有良好的疗效。

● 命名

申，指这个穴位在八卦中属金，因为穴内物质为肺金特性的凉湿之气；脉，脉气的意思。"申脉"的意思是指膀胱经的气血在此变为凉湿之性。本穴物质是来自膀胱经金门穴以下各穴上行的天部之气，其性偏热（相对于膀胱经而言），与肺经气血同性，所以名"申脉穴"。

● 按摩要点

① 正坐垂足，把要按摩的脚稍微向斜后方移动到身体的旁侧，脚跟抬起

② 用同侧的手四指在下，掌心朝上地扶住脚跟底部

③ 大拇指弯曲，指腹放在外脚踝直下方的凹陷中，垂直按压，有酸痛感

④ 用拇指的指腹按揉，左右两穴，每次各按揉 1 ~ 3 分钟

○取穴技巧

正坐垂足，将要按摩的脚稍向斜后方移至身体侧边，脚跟抬起。用同侧手四指在下，掌心朝上扶住脚跟底部。大拇指弯曲，指腹置于外脚踝直下方凹陷中，则大拇指所在之处即是。

至阴穴

在妇科疾病中，至阴穴是一个重要的穴位。在中国古代社会里，妇女生育是一件异常危险的事，因为当时既没有科学的医疗设备，也没有先进的医疗技术，就连正常怀孕生产的女性都有可能因为各种原因导致死亡，更何况异位妊娠。因此，中国古代的医家们发现，在女性怀孕第 29 周到第 40 周之间，针对至阴穴进行艾灸，持续治疗四周以上时间，就能够有效纠正胎位，使异常的胎位转变为正常胎位。同时，经常按摩或者灸治至阴穴，对女性月经不调、崩漏、带下、痛经、更年期综合征、乳痛、乳癖等症状，也具有治疗和改善作用。

● 命名

至，极的意思；阴，寒、水的意思。"至阴"的意思是指人体内膀胱经的寒湿水气由此外输到体表。此穴中物质是来自体内膀胱经的寒湿水气，位于人体最下部，是人体寒湿水气到达的极寒之地。因为此穴有孔隙与体内相通，是膀胱经内的气血与体表的气血交换处，所以是膀胱经井穴。

● 按摩要点

① 正坐垂足，把要按摩的脚抬起放在凳子上，脚趾斜向外侧翘起

② 俯身弯腰，用同侧的手末四指握脚底。掌心朝上，拇指弯曲，放在足小趾端外侧，趾甲角旁，拇指指尖所在的部位即是穴位

③ 用拇指的指甲垂直下压，掐按穴位，有刺痛感。左右两侧穴位，每次左右各掐按 1 ~ 3 分钟

○取穴技巧

正坐垂足，将要按摩的脚抬起放在凳子上。脚趾斜向外侧翘起。俯身弯腰，同侧手末四指握脚底，掌心朝上，拇指弯曲，置于足小趾端外侧，趾甲角旁，则拇指指尖所在之处即是。

涌泉穴

涌泉穴是肾经的首要穴位，据《黄帝内经》记载："肾出于涌泉，涌泉者足心也。"中国民间自古就有"寒从足入""温从足入"的说法。《内经图说》中把按摩涌泉穴称为做"足功"，可以起到强身健体、延年益寿的作用。《韩氏医通》上记载道："多病善养者，每夜令人擦足心，至发热，甚有益。"北宋著名大文豪苏东坡也在《养生记》中把擦涌泉穴视为养生之道。《寿视养老新书》中指出："旦夕之间擦涌泉，使脚力强健，无痿弱酸痛之疾矣。"苏东坡曾经讲过这样一个故事：扬州有一名武官在广州、广西地区做了十多年的官，从来没有染上过疟疾，而且始终面色红润、健步如飞，从不吃药。问他有什么方法，他说自己每天早晨天不亮就起床，然后坐着，两足相对，按摩涌泉穴，直到涌泉穴出汗。他在两广做官的十多年里，之所以从来没有感染过疟疾，完全是因为每天都坚持按摩涌泉穴的原因。

● 命名

涌，溢出的意思；泉，泉水。"涌泉"是指体内肾经的经水从此处穴位溢出体表，所以称"涌泉"。经常按摩涌泉穴能增强人体的免疫功能，提高抵抗传染病的能力。

● 按摩要点

① 正坐，把一只脚跷在另一只脚的膝盖上，脚掌尽量朝上

② 用另一侧的手轻握住脚，四指放在脚背，大拇指弯曲并放在穴位处

③ 用大拇指的指腹从下往上推按穴位，有痛感，左右脚心每日早晚各推按 1 ~ 3 分钟

○取穴技巧

正坐，跷一足于另一膝上，足掌朝上，用另一手轻握，四指置于足背，弯曲大拇指按压处即是。

太溪穴

此穴位名出自《灵枢·本输》,《针灸大成》中称它为"吕细"。这是一个重要的穴位,《会元针灸学》中说:"太溪者,山之谷通于溪,溪通于川。肾藏志而喜静,出太深之溪,以养其大声,故名太溪。"《经穴解》中也说:"穴名太溪者,肾为人身之水,自涌泉发源;尚未见动之形,溜于然谷,亦未见动之形,至此而有动脉可见。溪乃水流之处,有动脉则水之形见,故曰太溪。溪者,水之见也;太者,言其渊不测也。"《针灸甲乙经》中说这个穴位"在内踝后跟骨上动脉陷中",即在足内侧,内踝的后方,当内踝尖与跟腱之间的凹陷处。

● 命名

太,大的意思;溪,溪流的意思。"太溪"的意思是指肾经水液在此形成较大的溪水。此穴内物质是然谷穴传来的冷降之水,到本穴后,冷降水形成了较为宽大的浅溪,因此名"太溪"。

● 按摩要点

① 正坐垂足,抬起一只脚放在另一只腿的膝盖上

② 用另一侧的手轻握脚,四指放在脚腕上,大拇指弯曲,从上往下刮按,有胀痛感(注意,不要用力过度,尤其孕妇更要特别小心用力)

③ 左右脚上的穴位,每天早晚各刮按1~3分钟

○取穴技巧

正坐,抬一足置于另脚膝盖上。用另一手轻握,四指置放脚腕,弯曲大拇指按压处即是。

足临泣穴

这是人体的一个重要穴位,古代医书中有很多关于这个穴位的介绍。《针灸甲乙经》云:"胸痹心痛,不得息,痛无常处,临泣主之。"《针灸大成》云:"乳肿痛,足临泣。"《类经图翼》云:"主治胸满气喘,目眩心痛,缺盆中及腋下马刀疡,痹痛无常"。《医宗金鉴》说它能治"中风手足举动难,麻痛发热,筋拘挛,头风肿痛连腮项,眼赤而疼合头眩"。根据医书上的记载,这个穴位可以治疗头痛、头眩、目涩、身痹、寒热、胸肋支满、喘气、心痛不得、乳肿、腋下肿、手足中风不举、痛麻发热拘挛、筋牵、腿疼、眼肿赤疼、齿痛、耳聋、咽肿、项肿连腮、浮风瘙痒、月经不调等疾患。

● 命名

足,指穴位在足部;临,居高临下的意思;泣,眼泪。"足临泣"指胆经的水湿风气在此化雨冷降。本穴物质为丘墟穴传来的水湿风气,到达本穴后,水湿风气化雨冷降,气血的运行变化就像泪滴从上面滴落一样,所以名"足临泣"。

● 按摩要点

① 抬起右脚跷放在座椅上,伸出右手,大拇指弯曲,用拇指指端、拇指的关节点压足临泣穴

② 用大拇指的指腹按揉穴位,有酸、胀、痛的感觉

③ 先左后右,两侧穴位每次按揉1～3分钟

◯取穴技巧

正坐,垂足,将右足置于座椅上,用同一侧手,四指在下,轻握右脚外侧。大拇指对准第四、五趾趾缝尽头,大拇指指腹所在处即是。

足窍阴穴

　　不知你是否有过这样的体验，生气或疲累后，乳房部位会感到疼痛，而且不断咳嗽，严重时，甚至有气都接不上来的感觉。此时，你手足发热，却又出不了汗，并且头痛心烦。在这种情况下，你可以按摩足窍阴穴，能帮助你止痛、定咳、顺气。在古代医书中，关于这个穴位的作用有不少记载，说此穴能够治疗"胁痛不得息、咳而汗出、手足厥冷、烦热、转筋、头痛、喉痹、舌卷干、耳聋、耳鸣、痈疽、胆寒不得卧、梦魇、肘臂不举"等病症。关于这个穴位的位置，据《灵枢·本输》云："足小指次指之端也。"《针灸甲乙经》云："去爪甲如韭叶。"《医学入门》云："足第四指端外侧。"

● 命名

　　足，指穴位在足部；窍，空窍的意思；阴，指穴内物质为阴性水液。"足窍阴"的意思是指胆经经水由此穴回流体内的空窍之处。本穴为胆经与体表经脉的交会点，由于胆经体表经脉的气血物质为地部经水，位于高位，因此循本穴的地部孔隙回流体内，所以名"足窍阴"。因为本穴有地部孔隙连通体内，所以是胆经井穴。在五行中，这个穴位属金。

● 按摩要点

① 正坐，垂足，抬起右脚跷放在座椅上，伸出右手，轻轻握住右脚趾，四指在下，大拇指弯曲，用指甲垂直轻轻掐按穴位

② 用大拇指的指腹按揉穴位，有酸、胀、痛的感觉

③ 先左后右，两侧穴位每次按揉1~3分钟

○取穴技巧

　　正坐，垂足，抬右足跷置于座椅上，伸右手，轻握右脚趾，四指在下，弯曲大拇指，用指甲垂直轻轻掐按处即是。

大敦穴

据中国医典古籍记载，大敦穴对治疗"昏厥、卒疝暴痛、脐腹痛、腹胀、小腹中热、石淋、尿血、小便难、遗尿、遗精、阴肿痛、囊缩、阴挺、崩漏、胁下苦满、眩晕、善寐、目不欲视、卒心痛、太息、哕噫、大便秘结、癫狂、小儿惊风、手足拘急、足肿"等疾患，具有良好的效果。《灵枢·本输》中说这个穴位在"足大趾之端及三毛之中也"；《针灸甲乙经》云"去爪甲如韭叶及三毛中"；《针经摘英集》云"在足大趾外侧端"；《针灸集成》云"足大趾爪甲根后四分，节前"。如果女性遇到由于疝气引起的阴挺肿痛，男子的阴囊小腹疼痛，只要按压这个穴位，就有很好的止痛、调理和医治作用。

● 命名

大敦，大树墩的意思，这里指穴内气血的生发特性。本穴物质为体内肝经外输的温热水液，本穴又是肝经之穴，水液由本穴的地部孔隙外出体表后蒸升扩散，表现出春天般的生发特性，就犹如大树墩在春天生发新枝一样，所以名"大敦"。

● 按摩要点

① 正坐垂足，屈曲左膝，把右脚抬起放在座椅上

② 用右手轻轻握住左脚的脚趾，四指在下，大拇指在上，大拇指弯曲，用指甲尖垂直掐按穴位，有刺痛的感觉

③ 先左后右，两侧穴位每天各掐按3～5分钟

◯取穴技巧

正坐垂足，屈曲右膝，抬右足置于椅上，用右手轻握右脚趾，四指在下，弯曲大拇指，以指甲尖垂直掐按的穴位即是。

太冲穴

在日常生活中，我们时常都有可能遇到一些脾气暴躁、动不动就大动肝火的人。有的时候，我们自己也会因为某些事情而生气、动怒。中医认为，肝为"将军之官"，主怒。人在生气发怒的时候，体内能量往往走的是肝经的路线。所以，人在生气发怒时，肝也会多多少少受到影响，作为肝经上的穴位，太冲穴就会出现异常现象，例如，有的有压痛感，有的温度或者色泽会发生变化，对外界更加敏感，还有的软组织张力会发生异常。所以，脾气不好，经常生气、动怒的人，不妨多按摩一下太冲穴，这个穴位能够有效化解心中的怒气，消除心胸的不适之感。关于这个穴位，据《灵枢·本输》记载，在"行间上二寸陷者之中也"；《针灸甲乙经》云"在足大趾本节后二寸"。

● 命名

太，大的意思；冲，冲射之状。"太冲"的意思是指肝经的水湿风气在此穴位向上冲行。本穴物质为行间穴传来的水湿风气，到达本穴后，因受热胀散，化为急风冲散到穴外，所以名"太冲"，本穴物质为热胀的风气，在本穴为输出之状，所以是肝经俞穴，在五行中属土。

● 按摩要点

① 正坐垂足，屈右膝，把脚举起放在座椅上臀前，举起右手，手掌朝下放在脚背上，中指弯曲，中指的指尖所在的部位就是该穴

② 用食指和中指的指尖从下往上垂直按揉，有胀、酸、痛感

③ 两侧穴位，先左后右，每次各揉按3～5分钟

○取穴技巧

正坐，垂足，屈右膝，举脚置座椅上，举右手，手掌朝下置于脚背，弯曲中指，中指指尖所在的位置即是。

中封穴

据《针灸甲乙经》记载"身黄时有微热，不嗜食，膝内廉内踝前痛，少气，身体重，中封主之"；《千金方》云"治失精筋挛，阴缩入腹，相引痛，灸中封五十壮"；《医宗金鉴》云"主治梦泄遗精、阴缩、五淋、不得尿、鼓胀、瘿气"。《圣济总录》中说："中封二穴，金也，在足内踝前一寸，仰足取之陷中，伸足乃得之，足厥阴脉之所行也，为经，治疝，色苍苍振寒，少腹肿，食快快绕脐痛，足逆冷不嗜食，身体不仁，寒疝引腰中痛，或身微热，针入四分，留七呼，可灸三壮。"可见，这个穴位能够有效医治各种男科疾病。

● **命名**

中，正中的意思；封，封堵的意思。"中封"的意思是指肝经风气在此穴位势弱缓行，并化为凉性水气。本穴物质为太冲穴传来的急劲风气，由于本穴位处足背的转折处，急劲风气行至本穴后，因经脉通道弯曲而受挫，急行风气变得缓行势弱，就像被封堵住了一样，所以名"中封"。

● **按摩要点**

① 正坐，把右脚放在左腿上，左手掌从脚后跟处握住，四指放在脚后跟，大拇指位于脚内踝外侧，大拇指所在的位置就是这个穴位

② 用大拇指的指腹按揉这个穴位，有酸、胀、痛的感觉

③ 两侧穴位，先左后右，每次大约按揉 3 ~ 5 分钟

○取穴技巧

正坐，将右脚置于左腿上，左手掌从脚后跟处握住，四指在脚后跟，拇指位于足内踝前，拇指的位置即是。

本章看点

第一章
认识足疗

　　所谓足疗，其实是一种非药物疗法，即通过对足部反射区和穴位的按摩刺激，调整人体生理机能，提高免疫系统功能，从而达到防病、治病、保健、强身的目的。本章主要介绍足疗的基本知识以及常用的按摩手法，还有足部按摩的注意事项，包括按摩前的准备、按摩中的依循规律、按摩后的护理，最后还介绍了有关足浴的基本内容。

足部按摩术 最重要的足疗方法

随着社会经济、文化和医疗卫生的发展，足部按摩的技术在世界各地作为传承远古文明的代表之一，也在与时俱进地发展。

● 起源于中国

源远流长的中华文明长河里，闪烁着无数令华夏儿女为之骄傲的灿烂成果。作为我国中医学的宝贵遗产，足部疗法这个最早起源于中国的人体健康疗养理念，经历了几千年的流传，依然昭示着其历久弥新的魅力。

远古时代的人们，在学会使用自己的双手之后，学会了站立。在一天天的劳动和生活中，用双脚来承受全身的重量和负担行走，会感到非常劳累。一些感性的、偶然的生活细节，让他们逐渐发现在人体的足部可以找到与身体各部分器官相对应的敏感位置。当人体发生疾患时，在这些敏感位置上可能会出现压痛、硬结、肿胀等极易被感知的异常现象。在长期的摸索和实践中，人们学会了用手去按揉或用脚在凹凸不平的地面、树根上踩踏来刺激这些敏感位置来治病。经过数千年的反复验证，人类终于认识到其中的规律性，即这些敏感位置与身体各部分器官的关系。这些最简单最原始的手法这就是最早的足部按摩术。

随着人类的进步与社会的发展，各种医学理论和学说相继出现。到了春秋战国，百家争鸣局面的出现使文化和医疗都达到了空前鼎盛，中医理论和实践得到了长足的发展。当时人们整理的《黄帝内经》和《按摩十卷》便是这方面最早的医学书籍。书中对于经络学说、针灸疗法和按摩疗法，已经有很详尽的记述，当时的许多观点和方法，一直沿用至今。

到东汉时期，名医华佗的《华佗秘笈》中记载的"足心道"的留传，显示了当时穴位按摩理论和实践的深入与完善，可以说是手足穴位按摩法发展到顶峰的标志。书中对于按摩的手法、名称及实用效应等都有较详尽的记载。那时按摩又被称为推拿，治疗体系已初具规模。

随着人类的进步，医疗科学也在不断发展。足部按摩术作为一种有效的医疗保健方法，体现人类文明发展的同时，也将继续顺应医学发展的潮流和方向。

足部按摩发展简史

足部按摩起源于中国，历史源远流长。直到现代，足部按摩与现代科学相结合，更是达到了一个顶峰。

时期	内容
春秋战国时期 （前770～前256）	① 《庄子》《老子》《荀子》等著作都提到了足部按摩。 ② 《周礼疏》中记载的扁鹊治愈虢太子医案，说明了这种治疗在临床应用中产生的奇特效果。 ③ 《黄帝内经》指出了足部按摩的作用和应用。
秦汉时期 （前221～220）	① 出现了我国第一部足底按摩专著《黄帝岐伯·按摩十卷》，是民间师承中华医疗文明的瑰宝。 ② 名医华佗在《华佗秘笈》中记载有"足心道"，是为足部按摩法的一个高峰。
魏晋南北朝时期（220～581）	推衍出搓、抖、缠、捻、滚、揉六种按摩的手法。足部按摩也出现了相应的发展。
隋唐五代时期 （581～960）	足部按摩的兴旺时期。 ① 行政上设置了按摩专科，并授以一定的职务。 ② 划分了按摩师的等级，将按摩列入了医学教育的范畴。 ③ 药王孙思邈提出长寿秘诀之一：每天揉按脚底，重点在涌泉穴。
宋金元时期 （960～1368）	足部按摩作为一门医术在临床广泛使用。该时期足部按摩发展的特点是注重按摩适应证手法应用方式的探讨。
明朝时期 （1368～1644）	足部按摩第二个兴盛时期。 ① 设置了足部按摩专科。 ② 著名的医学家李时珍在《奇经八脉考》中提出"寒从脚下起"，指脚部为人体精气之源泉。
清朝时期 （1644～1911）	① 按摩学术形成了一个新的分支——正骨按摩。 ② 众多按摩著作的问世体现了当时丰富的按摩临床经验和系统全面的理论知识。 ③ 按摩与药物、浴疗相结合的足疗方式广泛运用并取得了一定的功效。
近现代	① 1982年国际上正式创立了足部按摩的专业机构——国际若石健康研究会。 ② 1999年，足部按摩师这一职业被人力资源和社会保障部纳入《中华人民共和国职业分类大典》，成为中国政府认可的职业。

①

② 足部按摩术传至世界各地

足部按摩这一悠久的神奇疗法，从华夏诞生后，饱蘸着中华民族传统中医文化的理念与精髓，被世界各地的人们学习和推广。

早在公元 8 世纪，到中国留学的日本人就把手足按摩术带回了日本并将其在日本广泛推广。医师柴田和通长期从事"足心道"的医务活动和研究工作。他了解到伊藤伍郎靠刺激人体手脚的穴位，以启动人体的末梢神经，治愈了许多疑难杂症时，便主动拜伊藤为师，埋头研究中国的经络学说，结合实践中的体会，写成《柴田操法》《柴田观趾法》等作品，推动了足部按摩在日本的传播。

意大利商人马可·波罗游历中国并在元朝任职，前后共 17 年。我国元代的按摩术发展已进入黄金时代，《金兰循经》《十四经发挥》等著作中对于推拿按摩术，都有详细的阐述。马可·波罗返回欧洲后，将其在元朝的经历写成了《马可·波罗游记》，同时也将《金兰循经》翻译，与欧洲人共同学习与分享。此后，足部按摩法进入欧洲，逐渐传播和流行起来。

到了 20 世纪初，德国的玛鲁卡多女士，在总结和完善前人经验成果的基础上，写成了《手足反射疗法》一书。虽然这本书现在看来还有许多地方不够完善和精确，但重要的是，此书第一次将人体组织、脏器的解剖与按摩部位和疗效结合起来，并将足部的对应解剖位称为反射区，而且绘成了足部反射图。这对于疾病按摩治疗，都具有很好的指导意义。

自近代以来，美国逐渐成为世界经济和科技的中心。足部按摩法也在美国得到了相应的推广和发展。美国对手足按摩法的系统研究和推广，应归功于印古哈姆女士。她曾在德国从事足部按摩疗法的研究和教学工作。1938 年，她所著的《足的故事》一书在美国发行，书中提出了系统的足部按摩治病的方法，为足部按摩法建立了牢固的理论与实践基础。

美国还建立了专门的国际足部按摩学学院，专门研究如何用足部按摩法治疗疾病。据该院院长拜尔斯医师称，足部按摩应用在美国众多的养老院中，通过按摩足部，老人们的各种慢性疾病得到了有效治疗。

足部按摩术的世界传播历程

足部按摩不仅在中国得到了长足的发展，而且在向世界传播的过程中，不断发展和推广，已经成为人们生活中治疗疾病的基本治疗方法之一。

隋唐五代时期（581~960），足部按摩发展到了兴盛时期。

东向传播

8世纪，到中国留学的日本人就带回了手足按摩术，并将其在日本广泛推广。

中国元代，按摩术发展进入黄金时代，忽泰必烈所著的《金兰循经》，滑伯仁所著的《十四经发挥》对于推拿按摩术，都有详细的阐述。

医师柴田和通研究中国的经络学说，结合实践中的体会，将其写成《柴田操法》《柴田观趾法》等，使"足心道"在日本广为流传。

西向传播

意大利商人马可·波罗游历中国17年，他返回欧洲后，将忽泰必烈的《金兰循经》翻译过来，在欧洲引起了人们的重视。此后，足部按摩法进入欧洲，逐渐推广和流行起来。

20世纪初，德国的玛鲁卡多女士，在总结和完善前人经验成果的基础上，写成了《手足反射疗法》一书。此书第一次将人体组织、脏器的解剖，与按摩部位和疗效结合起来，并将足部的对应解剖位称为反射区，并绘成了足部反射图。对于疾病按摩治疗，有很好的指导意义。

印古哈姆女士曾在德国从事足部按摩疗法的研究和教学工作。她于1938年在美国发行的《足的故事》一书为足部按摩法在美国的系统研究和推广建立了牢固的基础，并建立了系统的足部按摩治病的方法。

按摩术的发展趋势

已经流传推广了数千年的按摩术，作为一种古老的、传统的医务保健方法。随着21世纪医学科技的飞速发展，它的未来将如何呢？目前，现代医学的发展主要表现在两个方面，一是医学研究愈来愈发达，从细胞到基因的研究和治疗；另一方面，自我保健医疗的普及化。人们渴望能掌握一种精要、简便、易学的保健治疗方法。不难想象，足部按摩术正好顺应了现代人的需要。可以预见，今后人们保健治疗的有效方法，必定少不了足部按摩术的身影。

2

③ 足部按摩的作用原理

足部按摩就是通过对足部反射区的刺激，调整人体生理机能，提高免疫系统功能，达到防病、治病、保健、强身的目的。

人有脚，犹如树有根；树枯根先竭，人老脚先衰。所以足的保健与人体的养生息息相关。足部按摩是一种传统的中医外治物理疗法，主要是依靠手法的力度和技巧以调节机体生理、病理变化而达到治疗目的，已被无数临床实践所证实是行之有效的疗法之一。足部按摩的作用原理主要是从以下四方面阐述的。

一是血液循环原理。人的心脏有节律的搏动将血液输送到身体的每一个角落，这些血液在全身循环流动，实现机体内外物质的运输和交换。当人体某个器官异常或病变时，产生的一些对人体有害的代谢产物就会沉积入血参与全身循环。由于地心引力的影响，这些有害物质很容易在人体最底部即足部沉积。通过采用足部按摩，促进血流通畅循环，这些有害物质能得到有效分解，最终被肾脏等排泄器官排出体外。

二是反射原理。人的体表和内脏充满丰富的感受器，外界或体内环境的变化一旦被感受器接受，就会引起神经冲动传入中枢神经，分析综合产生新的冲动后再传至器官、腺体或肌肉，使之作出相应的反应。足部密布着丰富的感受器和神经末梢，其受到的刺激也可以很快地反射到全身相应的各个部位。

三是全息论原理。利用激光拍下的照片底片上的任何一个部分，都可以复制出整体的影像。这就是来自于物理学的"全息"的概念，指每一个局部都包含着整体的信息。传统中医把脚看做是人体的"全息胚"，且人的双脚与其他全息胚相比，包含着的信息更丰富，从而复制出的整体形象就更清楚更易辨认，所以对脚的按摩就是对全身的按摩。

四是经络学原理。经络学说是祖国中医的主要理论根据。人体经络的结构是经络线，角质层较薄，经络循行线上有丰富而密集的毛细血管，周围密布着丰富的神经末梢和神经束。这样敏感而低阻的经络循行线是由人体各部位的穴点连接起来的，我们对足部的穴位进行按摩刺激，这种刺激就会沿经络循行线进行传导。

足部按摩的三大功效

传统中医认为人体足部是精气之根，与周身阴阳气血和经络有着密切的关系，通过以上的作用原理，我们归纳出按摩足部的三大主要功效。

促进血液循环

由于足部位置远离心脏，故很容易导致周身血液循环不畅，进而影响新陈代谢。进行足部按摩，可帮助足部血液顺畅循环，促进机体新陈代谢、补充营养，使身体功能正常运转。

调节神经系统

足部密布着丰富的神经组织与神经末梢，足底按摩通过有效刺激足底反射区，可调节相应组织器官的功能，改善和恢复疾病的同时，还可巩固健康。

疏通经络气血

在人体十二经脉中有六条经脉到达足部。通过足部按摩治疗，充分地刺激足底穴位，这些穴位连接起来的经络可以得到有效疏通，进而起到调节和恢复人体健康功能的作用。

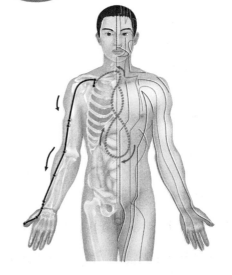

(3)

④ 足部按摩的适应证与禁忌证

　　得益于前人的宝贵经验，经过长期而系统的探索实践，足部按摩在继承传统中医理论的基础上，根据人体经络学说、全息理论和现代反射区体系，结合人们的生理、心理特征，已经发展得越来越先进。足部按摩疗法在广泛用于日常保健的同时，更作为一种有效的医疗手段，用于多种常见疾病的治疗及辅助治疗。

1. **内科疾病**

　　①呼吸系统疾病：急性上呼吸道感染、慢性支气管炎、支气管哮喘、肺炎、急性扁桃体炎等；②循环系统疾病：高血压、低血压、冠心病、心脏病、贫血、心绞痛、下肢静脉曲张等；③消化系统疾病：慢性胃炎、胃与十二指肠溃疡、慢性结肠炎、慢性肝炎、肝硬化、胆囊炎、胆结石、痔疮等；④泌尿系统疾病：慢性肾小球肾炎、泌尿系结石等；⑤代谢及内分泌系统疾病：糖尿病、肥胖病、甲状腺功能亢进症等；⑥神经系统疾病：脑动脉硬化症、脑血管意外后遗症、三叉神经痛经、坐骨神经痛经、神经衰弱、癫痫、焦虑症等。

2. **外科疾病**：肩周炎、颈椎病、慢性腰肌劳损、退行性脊柱炎、膝关节炎、腰椎间盘突出症等。

3. **肿瘤科疾病**：乳腺癌、肿瘤放疗与化疗反应等。

4. **皮肤科疾病**：痤疮、黄褐斑、脂溢性脱发、白发、湿疹、神经性皮炎、牛皮癣、斑秃、带状疱疹等。

5. **五官科疾病**：

　　①眼科疾病：如老年性白内障、青光眼、近视眼、迎风落泪、老花眼等；②耳鼻咽喉口腔疾病：如慢性鼻炎、鼻窦炎、慢性咽炎、口疮、耳鸣、中耳炎、牙痛等。

6. **妇科疾病**：月经不调、痛经、闭经、功能性子宫出血、带下病、盆腔炎、更年期综合征、不孕症、性冷淡症等。

7. **男性疾病**：遗精、阳痿、早泄、前列腺炎、前列腺肥大、睾丸炎、附睾炎、男子不育症等。

8. **儿科疾病**：小儿厌食症、小儿遗尿、小儿惊风、小儿营养不良等。

9. **老年疾病**：冠状动脉硬化、帕金森病、中风后遗症、半身不遂等。

足部按摩的禁忌证

　　足部按摩用于治疗和辅助治疗多种疾病，对于预防保健也是非常安全有效的方法。但是，足底按摩的疗法不可以乱用，有些特定人群建议最好不要接受足疗。

空腹或饱胀者，
不宜马上按摩

脚底皮肤有溃烂、
出血或带有传染
性皮肤病者，严
禁按摩

怀孕妇女，
不宜按摩

严重甚至可能
有生命危险的
病症者，如重
度心脏病、精
神病、严重高
血压等患者，
必须先找专科
医生诊治

触觉迟钝者，
不宜按摩

各种严重出血性疾病、
急性传染病、急性高热
病症、急性中毒、血液
病等患者禁止按摩

4

足部按摩常用手法

掌握好足部按摩的手法，对于临床效果具有不可估量的意义。在临床上，为了追求最佳的按摩效果，对按摩师的操作技巧也具有一定的要求。下面将对按摩操作技巧要求的"八字要诀"和常用的足部按摩手法进行分别介绍。

● "八字要诀"

概括地讲，足部按摩手法的操作要求有一个"八字要诀"：持久、有力、均匀、柔和。

"持久"是要求按摩者须将按摩动作持续一段特定时间。如果按摩时间过于短暂，会让疗效大打折扣。手法运用的持久性必须经过一定的训练才能达到。

"有力"是指操作时应具备一定力量，不能软弱无力，否则达不到治疗目的。不同部位和不同病症，用力也会有区别。因此要学会适当、有效的用力方法。

"均匀"是指操作时要注意动作节律稳定，力量协调，使受力者感觉良好，才能达到很好的治疗效果。如果用力不均匀，患者不仅感觉不好，甚至还会疼痛，烦躁不安，肯定会大大影响疗效。长期实践是实现手法均匀的必要条件之一。

"柔和"是指操作手法软而不浮、重而不滞、恰到好处。切忌用蛮劲或生硬粗暴，而且动作变换的过程要协调。持久、有力、均匀和柔和是手法按摩最基本的要求，需要在长期实践和不懈的锻炼中不断学习和体会才能正确掌握。下面将要介绍在足部按摩中常用的各种操作手法，可根据情况具体灵活应用。

● 足部按摩的特点

①	足部按摩仅着力于足部
②	因为足部的面积比躯干、头颈以及四肢的肩、臂、髋、股等部位的面积小，所以按摩的着力点也小。一般操作时只用手指，而整个手掌或手掌的大鱼际、小鱼际，腕部、肘部等都用不上
③	足部按摩的操作手法比一般按摩更为细腻，技术含量更高
④	足部按摩具有自己独有的特点，但总的来说，足部按摩的手法继承了中国传统按摩手法的特点，两者在实际操作中有很多值得互相借鉴的地方

足部按摩手法展示

点法 ① ② 按法

要求：用拇指指端、拇指的关节、食指关节点压穴区。

要领：准确有力、不滑动滑移，力量调节幅度较大。

适用：多用于急症、痛症、骨缝处的穴区和用力较大而区域较小的穴区。

要求：用拇指指端或者指腹垂直平压皮肤。

要领：着力点要紧贴皮肤，不可移动。用力由轻而重。

适用：用于较开阔的穴区，治疗有关慢性疾病。

推法 ③ ④ 揉法

要求：用掌或指单向直线移动于一定穴区。

要领：紧贴皮肤用力稳健，速度缓慢均匀，在同一层次上推动。

适用：用于施治区域为脚底纵向长线之时，能够治疗虚寒及慢性病痛。

要求：指揉的手指吸定相对穴区，以肘为支点，前臂做主摆动，使力达指端。掌揉的掌根吸定于相应穴区上操作。

要领：压力要轻柔，动作协调，有节奏感。

适用：用于体表或开阔穴区，治疗慢性病症、虚症、劳损等疾病。

拇指捏压法 ⑤

要求：拇指、食指夹住相应穴位，两指相对做搓揉动作。

要领：动作灵活、节奏快而均匀，有一定的持续时间。

适用：用于手指和脚趾小关节的局部不适症。

⑤

掐法 ⑥

要求：用手指顶端甲缘重刺激穴区，多用拇指和其他手指配合操作。

要领：逐渐加力，时间短，不要掐破皮肤，之后再用揉法缓解不适。

适用：多用于癫狂发作，神经衰弱时需治疗的狭小穴区。

⑦ 摇法

要求：以关节作均匀的环转运动。

要领：动作缓和，用力稳健，摇动范围在生理范围之内。由小到大，由快到慢，不僵不滞，灵活圆转。

适用：用于指、趾及踝、腕等穴区，治疗慢性病、老年病和局部伤痛。

擦法 ⑧

要求：用掌部附于一定穴区，紧贴皮肤进行快速直线运动。

要领：腕关节自然伸直，前臂与手水平，着力不滞，迅速往复。

适用：用于脚底各部，顺骨骼走向运动，治疗虚寒症、精神性疾病。

⑨ 摩法

要求：用指腹附着于一定穴区，以腕同臂摆动作顺时针或逆时针环形擦动。

要领：动作轻柔，速度均匀协调，频率要快一些。

适用：用于脚底部较开阔地区，治疗老年疾病、寒症、虚症等。

拔法 ⑩

要求：固定脚底相对应关节一端，牵拉另外一端。

要领：用力适度，均匀迅速。动作灵活和谐，要沿关节连接纵轴线用力一致。

适用：用于脚部各关节。

踩法 ⑪

要求：用足踩压作用于足底部穴区。

要领：注重节律，不能重滞，视情况加力。

适用：用于足底部的广泛区域，特别是前足底和足趾，治疗脑血管病、周身疲乏疼痛。

⑫ 滚法

要求：手部各掌指关节略曲，以掌背指侧部位贴于治疗部位，有节奏地作腕关节的屈伸和前臂旋转的协同动作。

要领：手法吸定的部位要贴紧皮肤，不能拖动或跳动。压力、摆动幅度要均匀。

适用：用于足背、足底面积较宽处。治疗风湿疼痛、麻木不仁、肢体瘫痪等症。

捏法 ⑬

要求：用大拇指与食指、中指（或其余四指）夹住肢体，相对用力挤压。

要领：在做相对挤压动作时要循序而下，均匀而有节律性。

适用：用于整个足部或腿部，具有舒筋通络、行气活血的作用。

⑭ 拿法

要求：用大拇指和食指、中指（或其余四指）作相对用力，在一定部位或穴位上进行节律性的提捏。

要领：用力要由轻而重，不可突然用力，动作要缓和而有连贯性。

适用：用于足部、踝部及腿部的放松治疗。

拔法 ⑮

要求：用大拇指指端或指腹吸定皮肤，横向肌肉或肌腱进行点推动作。

要领：手法吸定部位不能在皮肤上移动，用力要由轻而重，沉稳而渗透。

适用：用于风湿疼痛和肌肉、韧带粘连或扭伤的后期治疗。

⑥ 足部反射区按摩手法

在了解了传统按摩常用手法的基础上，进一步掌握足部反射区的按摩手法，可以帮助我们取得更佳的治疗效果。以下是在总结传统中医推拿按摩技巧的基础上，整理出的 11 种基本足部反射区按摩手法，可根据情况具体灵活应用。

① 食指横按法

一只手持足部，另一只手握成拳状，食指微微弯曲，以食指第二指关节背侧面为着力点，进行由轻渐重的按压。本手法适用于足部胃、胰、十二指肠、斜方肌、肺及支气管等反射区。

② 拇指点揉法

用拇指指端为着力点，作用于足部反射区做点揉的动作，用力要由轻渐变重，沉稳而渗透。本手法适用于足部腹股沟、肋骨、牙、上颌、下颌等反射区。

③ 食指扣拳法

一只手持足部，另一手握成拳状，食指微曲，拇指要固定，以食指近节指间关节为着力点，压刮在反射区上。适用于足部肩关节、三叉神经、肾上腺、肾、输尿管、膀胱等反射区。

④ 食指压刮法

一只手持足部，另一手握成拳状，食指微微弯曲，拇指要固定，再以食指第二节内侧和第一关节顶点为着力点，进行由轻渐重的压刮。本手法适用于足部外侧尾骨、内侧尾骨等反射区。

中食指捏压法 ⑤

中指指端相佐、食指指端施力捏压，以双指的指端或指腹为着力点，用由轻渐重的力度均匀沉稳地作用于足部反射区上。本手法适用于足部喉及气管、食管、胸部淋巴结、内耳迷路等反射区。

⑥ 中指扣拳法

一只手持足部，另一手握成拳状，中指微微弯曲，拇指要固定，以中指的近节指间关节为着力点，压刮在足部反射区上。本手法适用于足部肾上腺、肾、输尿管、膀胱、三叉神经、大脑、眼、耳、脾、横结肠、降结肠、肝、胆囊、上身淋巴结、下身淋巴结、膝、盲肠、回盲瓣等反射区。

⑦ 单拇指点竖刮法

以右手拇指点第一指关节顶点处为着力点，先轻按，后力度渐渐加重，最后平稳均匀地作用于相对应足部反射区上。本手法适用于大脑、额窦、斜方肌、肺、生殖腺等对应足部反射区。

⑧ 双拇指点推按法

以双手拇指指端为着力点，同时作用于相对应足部反射区上，用力只需中等，重要的是要平稳均匀。本按摩手法适用肩胛骨、胸、腹腔神经丛等对应足部反射区。

⑨ 拇食指钳压法

拇指指端相佐、食指指端施力钳压，以食指第一指节侧面及拇指指端为着力点，由轻渐重地、均匀沉稳地作用于足部反射区上。本手法适用于足部颈椎、甲状腺等反射区。

⑩ 食指钩拳法

单手食指弯曲，形如钩状，以食指第一关节外侧缘为着力点，用由轻渐重的力度均匀沉稳地作用于足部反射区上。本手法适用于足部生殖腺、子宫或前列腺等反射区。

⑪ 中食指刮按法

中指与食指弯曲并拢，以双指第一指关节顶点为着力点，用由轻渐重的力度均匀沉稳地作用于足部反射区上。本手法适用于小肠等相应足部反射区。

⑥

足部按摩相关事项

结合前人的理论和实践，我们认识到足部按摩是有一套严格的流程的，每一个环节都有其一定的规律可循。按规律严谨地操作能为实现足部按摩的最佳效果提供可靠的保障。本节将对相关知识作具体的介绍。

● 足部按摩前的准备

在进行足部按摩之前，为了确保按摩的有效进行，对于按摩者和接受按摩者，都要进行充分的准备。

● 按摩者的准备

1. 在进行按摩前，应对接受按摩者的病情和全身情况有充分的了解。这需要详细了解其病史并仔细检查诊断。

2. 让接受按摩者充分放松。如果对方过分紧张或疲劳，强行施用按摩术，不仅达不到目的，反而可能会损伤按摩者的身体。

3. 对于待按摩部位，需要充分暴露，观察是否有皮肤溃疡、擦伤等。

4. 为了利于操作，按摩环境要保持光线明亮、环境舒适、通风良好、清洁干净等。

5. 对初次接受按摩治疗的患者，应注意其心理特点，耐心解释每项操作的方法和意义，争取患者的最大配合。

6. 整个操作过程要有节奏，应由慢到快、由轻至重，循序渐进。

● 接受按摩者的准备

1. 尽量地与按摩者配合，向按摩者详细提供自己的病史，并将自己的症状尽量详尽地告诉按摩者。

2. 按要求完成术前浸泡等预备程序。

3. 对按摩治疗有一定的心理准备，认真听取按摩者对治疗方法和过程的描述，并在操作中尽量与按摩者配合。

4. 当按摩者确定不适宜进行按摩治疗时，根据情况须向其他专科医生求治，切勿耽误病情。

按摩时间设置的注意事项

对于足部按摩的时间设置，可根据病情和具体情况而定。其目的在于能使患者达到最佳的治疗效果。下面是一些具体要求。

按摩总时间

一般在半个小时左右。如病情复杂或病症较重，可适度延长至 40 分钟。太短则达不到治疗效果，过长则易引起疲劳。

按摩总次数

要根据具体情况判断，因为影响疾病治愈的因素很多，如患者病情轻重、病史长短，患者自身对该治疗方法的反应及效果等。

按摩反射区时间

主要根据病变反射区的变化而调整。主要病症反射区，手力按摩 5 ~ 15 分钟，对于踏板按摩，一般为 5 分钟。

每日按摩的次数

如条件允许，2 次或 3 次为佳。

按摩最佳时间

睡前 30 分钟以内。

 ## 足疗治病小贴士之 "望足疗病"

足部保健按摩的望诊，古人称为"观趾法"。主要指通过观察足的外形及足底的关节活动诊断病症。这里将一些常见脚底异常的诊断方法记述如下，仅供参考。

足大趾水肿者	有高血压或糖尿病
足大趾翘起者	有肝或胆疾病
第二趾隆起者	有胃部疾病
第四趾翘起者	有便秘、风湿等病症
走路拖脚者	有脑动脉硬化症
脚趾甲变形者	有头部异常症
踝部水肿者	有肾脏或循环系统方面的病症

特别注意 在足部相应反射区如果发现有淤血、变色或水肿等异常情况，则其相对的脏器或部位有可能有异常病症。

7

● 足部按摩时应依循的规律

根据人体病理解剖的规律，要求我们在按摩治疗的实际操作过程中，遵循一定的步骤，要循序渐进，才可以收到预先期望的效果。

1. 在刚开始足部按摩操作时，患者的排泄器官反射区必须先用5分钟左右的时间进行按摩。因为按摩能促使体内各种新陈代谢，使有害物质迅速进入泌尿系统，并使这些物质从这个系统中排泄到体外，而不妨碍体内循环。

2. 大脑是人体中央的管理控制部门。大脑及其反应区形成对应的指挥关系。所以在一般情况下，按摩者应当重视大脑反射区的按摩。

3. 胃肠道在人体中的功能是吸收各种营养物质，并把废弃物质排出体外，从而供给全身多种营养成分。在发现部分区域出现敏感的情况下，应注意双脚的胃、十二指肠、胰腺和大小肠反射区，各用3分钟左右的时间进行踏板按摩。

4. 对人体淋巴结的按摩，能够促进淋巴系统的各淋巴细胞迅速消灭体内的有害物质，随着淋巴液的循环而移至排泄系统。所以在实际操作中，应把双脚中有关淋巴结的反射区，也适度地进行按摩，达到调节整体免疫功能的目的。一般的手力按摩时间为2分钟。

上述各器官反射区，如果在确诊结果无疼痛感时，一般可以不按摩。

● 按摩后的护理

足部按摩除了具有活血止痛、改善循环、增强免疫、疏经通络等作用以外，它的美容功效也已经越来越受到更多人的关注。足部按摩后的护理除了巩固疗效外，对美容的效果也是不言而喻的。

1. 清洁：浸泡双足可以使死皮渐渐软化，皮肤湿润光滑，应保持舒适的水温。浸泡后，用小刀把趾部已经软化的死皮慢慢刮掉，动作要轻，避免用力过大，伤害皮肤。足部的结构和皮肤相对比较特别，可以使用足部脚擦、脚形清洁刷等清洗指缝，再用天然浮石去除多余死皮、脚垫，光洁的足部才可以将养护成分吸收得更彻底。

2. 爽足：对于有病症的双足，不妨使用一些有针对性的护理产品，例如足浴露、除臭防菌浴盐、除臭防菌喷雾、清凉薄荷爽脚粉、美足清爽足部喷雾、止汗除臭足部喷雾等。

3. 足膜：清洁后可以轻轻敷上足膜，特别的补水护理能使足部皮肤晶莹娇嫩，是足部美白的飞跃点。敷足膜时，从脚趾到足踝，保持方向一致，时间以15分钟为宜，最后用清水洗净，根据足部皮肤的干燥程度选择适宜的乳液擦拭即可。

4. 防护：脚部在过量的运动以及高跟鞋的伤害下，很容易受到损伤。日常生活中也要做好足部的防护工作：使用舒适鞋跟、护理脚部的护垫可以减轻鞋子对脚的伤害。尤其在冬季，双脚有可能因为寒冷而遭到侵害，在双脚被冻之后，涂上含有凡士林成分的药膏，第二天即可恢复。

经典的足部保健按摩十大步骤

含苞未放：把脚擦干，之后涂抹润肤油 → 金鱼摆尾：双手横向拍打双脚外侧，起到放松小腿肌肉的作用

仙鹤展翅：双手在脚背处上下搓热整个脚部，起到循环血液的作用 ← 隔墙有耳：双手握住一只脚，向内稍用力挤压

细水长流：点住脚心轻压，有助于身体排泄废物 → 蜻蜓点水：轻刮足大趾，能够改善头痛头晕，有助睡眠 → 火烧连营：中指、食指关节按压脚底穴位，能够缓解胸闷症状

排山倒海：双手交错按压脚背与脚心 ← 重于泰山：双手轻轻挤压脚侧，能提高人体的免疫力 ← 仙人指路：食指轻刮脚趾，达到舒筋活血的作用

 ## 足疗治病小贴士之"听足疗病"

　　足部保健按摩的闻诊（听诊），主要是指通过人行走的节奏及脚步声来诊断对方的健康状况。这里将一些常见听诊方法记述如下，仅供参考。

脚步较快有规律者	一般性格开朗，聪明灵巧	最常见的健康型
脚步声缓慢而低沉者	典型的满腹心事、情绪不安的人	如果长期心情抑郁，将会导致各种身心疾病
脚步声沉重而且十分费力者	绝大多数人手脚和脚膝有虚症	
脚步声杂乱亦无规则者	身体的某个方面一定有什么病症，要特别留意健康状况，必要时询医治疗	

足浴 另一种足疗

　　足浴俗称泡脚，就是指选择好合适的药物，用水煎去渣后再兑入温水，然后将之浸泡双脚的行为。这样，让药液在水温的作用下，通过足部皮肤的渗透和黏膜的吸收进入人体血液循环系统，进而输散到人体的全身达到防病、治病的效果。从古至今，人们深谙足部保健对人体健康的意义。"足浴"，作为足疗的另一种方式，以其简便灵验的特点，盛行千载而不衰。

● 认识足浴

　　从广义上讲，足浴也是足疗的一种。它源于我国远古时代，是人们长期社会实践的积累和总结，至今已经有 3000 多年的历史。

　　足浴俗称泡脚，它是一种通过水的温热作用及借助药液熏洗的治疗作用，达到透达筋骨、理气和血、强健体魄的疗养方式。足浴疗法通常分为足热水浴疗法和足药浴疗法。足热水浴疗法是指通过水的温热和波动，对足部各穴位进行持续刺激，从而畅通经络、促进气血运行、改善新陈代谢，达到防病保健的效果；足药浴疗法是指选择合适的药物，用水煎去渣后在兑入温水，然后将之浸泡双脚的行为。这样，药液在水温的作用下，通过皮肤的渗透和黏膜的吸收进入人体血液循环系统，进而输散到人体的全身达到防病、治病的效果。

　　"春天洗脚，升阳固脱；夏天洗脚，暑湿可祛；秋天洗脚，肺润肠濡；冬天洗脚，丹田温灼"，这样的民间歌谣是对人们对足浴推崇的真实写照。历经了数千年演变的中华文明中，这一传统保健术的精华不但被继承下来，而且得到了更大的发展。在当代，简单、有效、方便的健康理念正在逐步深入人心，越来越多的人更加崇尚自然健康的治病保健方法。随着药物副作用的增多和药源性疾病的不断涌现，足浴这种绿色疗法也越来越受到大家的认可和欢迎。同时足浴也成为当代人缓解压力、消除"亚健康"的新型养生之道。下班后约三五好友到普通的足浴店泡脚、聊天，可以在很大程度上减轻这一天工作生活上的压力；如果是商务活动可将足浴选择在高级场所，在轻松惬意的氛围中洽谈工作。足浴正在成为大家新型的生活社交方式。国家商务部已经正式颁布了《足浴保健经营技术规范》，足浴疗法将迎来它更加美好的发展前景。

足浴的文献踪迹

1. 殷商时期《五十二病方》中出现了"温熨""药摩""外洗"等内病外治的记载

2. 春秋时期《礼记》中详细记载了用中草药"熏、蒸、浸、泡"的疗法。扁鹊从中发现了用中草药热水泡脚祛病的方法，据说是中药浴足的前身

3. 最早的中医著作《黄帝内经》中把足浴疗法上升到理论高度，有关"药浴"的记载已经非常全面

4. 药物学专著《神农本草经》中有许多中药都标明"可做浴汤"

5. 东汉张仲景在《伤寒杂病论》中有"狐惑病用苦参汤熏洗，脚气冲心用矾石汤泡足"的记载

6. 唐代孙思邈的《千金要方》《千金翼方》均对足浴药方有详细记载

7. 宋代王怀隐编的《太平圣惠方》提及多种足浴治疗方法

8. 我国历史上最大的方书《普济方》中，记载了洗脚药方百余种

9. 李时珍《本草纲目》中记载的熏洗、药浴的药方达数百例之多

10. 清朝外治法祖师吴师机在《理瀹骈文》中说"临卧濯足，三阴皆起于足，指寒又从足心入，濯之所以温阴，而却寒也"，再一次强调了足浴的理疗保健功效

● 足浴疗法的注意事项

1. 足药浴前要先用热清水洗掉足部的细菌和汗液，然后再浸泡药液。

2. 每次足浴的时间最好达到 30 分钟以上，但最好不要超过 40 分钟。

3. 足浴时水温在 40℃~ 45℃为最佳。在足浴的整个过程中水温要保持平稳。尤其进行足药浴针对疾病治疗时，只有保持一定的温度才能保证药物效力的平稳最大发挥，从而起到治疗疾病的最佳效果。

4. 足药浴时，如能配合适当的物理刺激，如按摩、捏脚或搓脚等，效果更佳。有条件者也可以酌情使用具有加热和按摩功能的足浴盆。

5. 足浴切忌在餐前饭后的 30 分钟之内进行，餐前足浴可能抑制胃液分泌，对消化不利；饭后足浴足部血管扩张，血容量增加，可能会导致肠胃的血容量减少，从而影响消化。

6. 足浴时由于足部及下肢血管扩张，血容量增加，导致头部供血量减少，可引起头部急性贫血，出现头晕等症状，这时应暂停足浴，让患者平卧休息或给患者冷水洗脚，以缓解症状。

7. 足药浴时由于药物作用可能会引起局部皮肤过敏，这时应立即停止足浴，严重者应该到医院就诊。

8. 足药浴所用的外治药物，剂量较大，有些药物尚有毒性，故一般不宜入口。足药治疗完毕后，应清洗患处，洗净拭干。

9. 有足癣等传染性皮肤疾病者，应注意自身传染和交叉传染的可能。同一家庭成员，为了卫生最好有各自的浴盆。

● 哪些人不适宜足浴

有严重心脏病的患者；脑出血未治愈的患者；严重血栓的患者；足部有炎症、皮肤病、外伤或皮肤烫伤者；患有出血性疾病的人群；对温度感应不灵敏者；孕妇等不太适宜进行足浴治疗，小孩如要足浴，需在成人帮助下使用。

他们都爱足浴

足浴自诞生以来，以其方便、灵验、愉悦身心的特点，受到人们普遍的推崇与热爱，在中国的历史长河中更是不乏名人靠足浴养生保健的例子。

扁鹊通过亲身体会与不断总结，研制出用中草药热水泡脚祛病的治疗方法。

中国古代四大美女之一的杨贵妃用足浴的方法来达到美容养颜的效果。

宋朝大文豪苏东坡每晚都运用泡脚来强身健体。他在诗中写道『它人劝我洗足眠，倒床不复闻钟鼓』。

药王孙思邈把足浴治病作为长寿养生秘诀之一。

陆游道『洗脚上床真一快，稚孙渐长解浇汤』。

汉代开国皇帝刘邦就有洗脚嗜好，『沛公方踞床，使两女子洗足』就是说刘邦坐着让两个侍女替他洗脚。

近代京城名医施今墨每晚用花椒水来泡脚养生。

清朝名臣曾国藩以『读书』『早起』『足浴保健』为人生的三大快事。

贵为『天子』的乾隆皇帝，信奉『晨起三百步，晚间一盆汤』的养生之道。

本章看点

● 足部功能与解剖学特点

解剖足部结构，对了解足部功能有辅助作用

● 足部经穴分布

足部穴位分布可以帮助直观了解穴位知识

● 足部奇穴分布

详细介绍足部主要奇穴的位置和适应证

● 足部反射区

找到相应的足部反射区进行正确的按摩，对治疗有决定作用

第二章
认识足部穴位及反射区

　　足部的组成结构有脚底、脚背、脚外侧、脚内侧、足弓。人体足部共分布着十二正经中六条经的部分经穴，其中包括传统经穴和奇穴两种，其中传统经穴33个，奇穴74个。本章主要介绍这些足底侧经穴和奇穴、足背内外穴以及足部反射区的位置及其适应证，按摩时要注意敏感点和手法的正确、细致，才能使按摩产生良好的疗效。

⑨ 足部功能与解剖学特点

人的足部是人直立行走的重要器官，在行走和奔跑时，足部在保持人体直立姿势的同时还要适应不同的道路状况，这就对足的解剖结构和功能，提出了特殊的要求。

● 足部结构

人的足部虽然结构精妙，足骨有 26 块（7 块跗骨，5 块跖骨，14 块趾骨），但能够灵活自如的行走、奔跑，也是人类经过不懈努力才获得的能力。各足骨之间靠关节、韧带紧密地连接，来完成足部的承重和踝关节屈伸等活动。足部具有丰富的血液循环系统，通过灵敏的神经感受器，能快速将神经冲动输入大脑，通过大脑的分析、判断，再经过神经传送，调节身体状态，以适应环境。

为适应直立行走和承重的需要，足底分布有足掌垫和致密的上皮组织及相当厚的脂肪层，这些都有助于减缓行走、奔跑时的震荡。概括地讲，足部主要包含以下几部分结构。

脚底：又称足掌、脚板等，位于身体的下肢部位最末端，是最直接接触地面的部分。脚底着地时，前掌、后跟、外侧缘三点着地支撑身体，决定一个平面，具有稳定性。

脚背：又称足背，是与脚底相对应的平面。脚底在下，脚背在上，脚底和脚背共同构成了足部。脚背常成斜坡形，由足颈逐渐向下延伸至足趾，人们通常经过对脚背的特殊训练，来达到延伸腿部肌肉的作用；经常搓揉脚背，也可促进人体血液循环。

脚外侧：位于人体下肢部位的足部，是与大腿外侧平行的侧面部位。脚外侧有脚踝骨，即小腿与脚部位之间的左右两侧的突起。人体立于地面时，脚外侧的外侧缘会先着地。

脚内侧：位于人体下肢部位的足部，是与大腿内侧平行的侧面部位。脚内侧有脚踝骨，即小腿与脚部位之间的左右两侧的突起。人体立于地面的时候，内侧缘是空虚的。

足弓：脚内侧可见脚部明显的弓起的空虚部分，也就是足弓，是人类特有的身体结构，是人类进化的产物，也是人与动物最重要的区别。足弓包括纵弓和横弓。足弓的存在使足部具有弹性，可以减轻人行走、跑步及负重时，地面对人体的反冲力，并且可以减缓运动中对人体内脏器官的震荡，以免受伤。同时对足弓足底的神经血管也起到了一定的保护作用。

足部小知识

　　人的足部由 26 块骨骼组成。它们之间靠关节、韧带紧密地连接，来完成足部的承重和踝关节屈伸等活动。在日常行走和奔跑时，保护好自己的双脚不仅仅有益于足部的健康，更对整个身体都有益。

足部的骨骼

2.上面观

1.侧面观

①趾骨　②跖骨　③楔骨　④舟状骨
⑤距骨　⑥胫骨　⑦跟骨　⑧骰骨
⑨第五跖骨粗隆

保护足部的走路方式

1. 脚跟最先接触地面	2. 让脚踇趾根部和脚掌内侧着地	3. 连同脚趾头全掌一起着地	4. 将重力集中到脚趾指根部，迈出步伐

让足部舒服的鞋子

　　首先鞋子要轻巧，不要太重，其次是鞋码大小要合适，不要在走路的时候出现脚后跟离鞋的情况。

鞋子内部要有让脚踇趾活动的空间

脚跟以 1 ~ 3 厘米的高度最佳

鞋底最好是防滑的

脚弓位置有向上的弧度

9

● 足部穴位

　　足部虽然位于身体最远端，事实上却与人体头部及身体各内脏器官存在着密切的联系。通过对足部的皮肤电位测试发现，足部与手部及头部的皮肤电位反应十分相近。这说明三者存在着很大的共通性和紧密的联系。

　　人体足部分布着十二正经中六条经的部分经穴。在中医经络理论中，与足紧密相关的经络有：足阳明胃经、足太阳膀胱经、足少阳胆经、足少阴肾经、足厥阴肝经和足太阳脾经。足部共有传统穴位 33 个。

　　经穴：分布于十二经脉和督、任二脉循行路线上的穴位，又称为十四经穴，经络与皮肤交会之处即是经穴所在，是腧穴的主体部分。十二经脉左右各有一条，故十二经脉上的腧穴都是左右对称，一个穴名有两个穴位；任、督二脉是"单行线"，任、督二脉上的腧穴是单穴，一个穴名只有一个穴位。经穴在《内经》时共有 160 个穴名，清代李学川的《针灸逢源》定经穴 361 个，并延续至今。经穴分布于十四经的循行路线上，故与经脉的关系密切。中医认为经络是人体全身气血运行的通路，内脏若有疾病，在身体表面上的相关部位会有所表现，呈现异状。

　　足部的奇穴分布是人类长期实践总结的结果，具有十分重要的临床意义。足部的奇穴共有 74 个。

　　奇穴：未能归属于十四经脉的腧穴，它既有固定的穴名，又有明确的位置，又称"经外奇穴"，简称"奇穴"。奇穴主治范围比较单一，多数对某些病症有特殊疗效。包括即球后、上迎香、翳明、定喘、腰、眼下、腰痛点、外劳宫、阑尾、胆囊、内膝眼和膝眼等 48 处位置的经外奇穴已于 1987 年汉城会议和 1989 年日内瓦会议上通过。

　　奇穴被确认的标准为：①该穴位被广泛使用；②该穴位须对临床有效；③有很明确的解剖位置；④若一个奇穴与已存在的穴位同名，必须加上一个前缀。

人体经络系统的组成

经络系统总体上是由经脉和络脉组成，其中又可以细分为若干种，具体如下表：

足部经穴分布

本节运用详细图文帮助大家具体了解人体足部的 33 个经穴。

● 涌泉

位置：足掌前 1/3，翘趾出现"人"字凹陷处。足纵向正中线前上 3 分点处。

适应证：昏厥，惊风，咽喉肿痛，口干，腹泻，足干裂，休克，高血压，中风，中暑，失眠，心悸，晕眩，头痛，小便不利，大便难。

● 然谷

位置：内踝前下方足舟骨粗隆前下缘凹陷中。

适应证：月经不调，咯血，遗精，阴痒，小儿脐风，消渴，足附肿，咽喉与心肺疾患，口噤。

● 太溪

位置：内踝与跟腱连线的中点凹陷中。

适应证：牙痛，耳鸣，消渴，咽肿痛，咯血，月经不调，腰痛，尿频，失眠，哮喘，心绞痛，遗精，阳痿，肾炎，脱发，膀胱炎。

● 大钟

位置：太溪穴下 0.5 寸稍后，跟腱内缘。

适应证：月经不调，咯血，遗精，痴呆，癃闭，遗尿，便秘，气喘，腰痛、足心痛。

● 照海

位置：内踝高点正下缘凹陷中。

适应证：咽干，月经不调，阴挺，带下，癃闭，失眠，癫痫病。

● 水泉

位置：跟骨结节侧上缘中，即太溪穴直下 1 寸处。

适应证：近视，月经不调，子宫下垂，膀胱炎，尿道炎。

● 隐白

位置：足大趾内侧趾甲根角旁约0.1寸。

适应证：腹胀，月经过多，癫狂，急性肠炎，消化道出血，慢惊风，失眠多梦等。

10

◉ 太白

位置：第一跖骨小头后缘，赤白肉际处。

适应证：腹胀，胃痛，呕吐，腹泻，身重，食后不化，胸胁胀满，腹鸣，痢疾，便秘，下肢神痛经及麻痹，腰腿酸痛。

◉ 大都

位置：足大趾内侧，第一跖趾关节前下方，赤白肉际处。

适应证：腹胀，胃病，呕吐，腹泻，热病汗不出，胸满，身重骨痛，烦乱，小儿抽痛，手足冰冷。

◉ 公孙

位置：第一跖骨底的前下方，赤白肉际处。

适应证：胃痛，呕吐，消化不良，腹痛，腹泻，痢疾，癫痫，妇科病。

● 商丘

位置：内踝前下方 0.5 寸凹陷中。

适应证：腹胀，腹泻，黄疸，饮食不化，足踝痛，小儿抽搐病。

● 大敦

位置：足大趾外侧趾甲根角旁的 0.1 寸。

适应证：疝气，目赤肿痛，崩漏，阴挺，遗尿，阴囊湿疹，子宫脱垂，大便不通等。

● 太冲

位置：在足背第一、二跖骨接合部之前的凹陷处。

适应证：肝胆疾病，高血压，疝气，崩漏，癫狂，失眠，眩晕，头痛，目赤，胁痛，小儿惊风，小便不通。

● 解溪

位置：足背踝关节横纹中央凹陷处，拇长伸肌腱与趾长伸肌腱之间。

适应证：头痛，眩晕，癫狂，腹胀，便秘，下肢痿痹，足踝肿痛。

10

● 行间

位置：足背第一、二趾间的趾蹼缘上方纹头处。

适应证：头顶痛，胁痛，疝痛，雀目，癫痫，月经不调，尿道痛，遗尿，小便不通，便秘，疝气，烦热失眠，膝关节痛。

● 中封

位置：内踝前1寸，胫骨前肌腱内侧缘。

适应证：疝痛，遗精，尿闭，阴茎痛，肝炎，踝关节痛。

● 陷谷

位置：在足背第二、三跖骨接合部前方的凹陷中。

适应证：肠鸣，腹痛，足胫痛，足背肿痛，颜面水肿，球结膜炎，水肿。

◑ 冲阳

位置：足背最高点，当拇长伸肌腱与
趾长伸肌腱之间，足背动脉搏动处。

适应证：口眼歪斜，牙痛，食欲减退，
呕吐，颜面神痛经及麻痹，足背肿痛。

◑ 内庭

位置：足背第二、三趾间，趾蹼缘后
方赤白肉际处。

适应证：齿痛，口㖞，腹胀，痢疾，热
病、三叉神痛经，喉痹，鼻血，胃痛，泄泻，消化不良，跖关节痛，足肿痛，
肠疝痛。

◑ 丘墟

位置：足外踝前下方处，趾长伸肌腱
外侧凹陷中。

适应证：胸胁，胀痛，下肢，痿痹，外
踝肿痛，脚气，痢疾。

● 厉兑

位置:足第二趾外侧,距趾甲角旁0.1寸。

适应证:齿龈炎,失眠多梦,面肿,热病,鼻血,咽喉,肿痛,鼻衄,癫狂。

● 足临泣

位置:足背外侧,第四跖骨关节后方,小趾伸肌腱外侧凹陷处。

适应证:目疾,耳聋,偏头痛,肋胸痛,胆痛疾患,疟疾,足麻痹,足挛急及疼痛,足附红肿,乳腺炎,瘰疬。

● 侠溪

位置:足背第四、五趾间的缝纹端。

适应证:目疾,耳鸣,耳聋,胁痛,热病足背肿痛,五趾拘挛,头痛,头晕,足心热。

◆ 地五会

位置:第四、五跖趾关节间后方,第四、五跖骨之间。

适应证:头痛,目赤,耳鸣,乳痛,乳胀,胁肋胀痛,足跗肿痛。

◆ 昆仑

位置:外踝与跟腱之间的凹陷中。

适应证:头痛,项强,腰背痛,足跟肿痛,滞产,胞衣不下,眩晕,鼻出血。

◆ 足窍阴

位置:第四趾外侧,趾甲角旁约0.1寸处。

适应证:偏头痛,目痛,胁痛,热病,耳鸣,耳聋,多梦,咽喉,肿痛。

⬤ 仆参

位置：足外侧部，外踝后下方昆仑穴直下 1.5 寸处。

适应证：足跟痛，足痿不收，下肢痿痹，癫痫。

⬤ 申脉

位置：外踝直下方凹陷中。

适应证：头痛，晕眩，腰腿酸痛，癫痫，目赤痛，失眠，嗜卧，眼睑下垂，项强，足外翻。

⬤ 京骨

位置：第五跖骨粗隆下方赤白肉际处。

适应证：头痛，项强，癫痫，腰腿痛，目翳，膝关节痛。

◆ 金门

位置：足外侧缘，外踝前缘直下，骰骨下缘处。

适应证：癫痫，腰痛，外踝肿痛，头痛，小儿凉风，下肢痹痛。

◆ 束骨

位置：足外侧缘，足小趾后方，赤白肉际处。

适应证：癫狂，头晕，头痛，目疾，项强，腰腿痛。

◆ 足通谷

位置：足外侧缘，第五跖关节的前方，赤白肉际处。

适应证：头痛，目眩，鼻出血，项强，癫狂。

◆ 至阴

位置：足小趾外侧，趾甲角旁约0.1寸处。

适应证：胎位不正，难产，胞衣不下，头痛，目痛，鼻塞，鼻出血。

足部奇穴分布

本节将向大家重点介绍人体足部分布的 67 个奇穴。

● 失眠

位置：足跟部正中点。

适应证：失眠，脚底痛。

● 女膝

位置：脚后跟上赤白肉际处。

适应证：惊悸，癫狂，牙槽风，霍乱转筋。

● 1号穴

位置：足底后缘中点上 1 寸。

适应证：感冒，头痛，上颌窦炎，鼻炎。

● 里内庭

位置：在足底第二、三趾趾缝之间，与内庭相对。

适应证：足趾疼痛，小儿惊风，消化不良，癫痫，急性胃痛。

2号穴

位置：足底后缘中点直上3寸，内旁开1寸。

适应证：三叉神痛经。

3号穴

位置：足底后缘中点直上3寸。

适应证：神经衰弱，失眠，低血压，昏迷。

4号穴

位置：足底后缘中点直上3寸，外旁开1寸。

适应证：肋间神痛经，胸痛，胸闷。

5号穴

位置：足底后缘中点直上4寸，外旁开1.5寸。

适应证：坐骨神痛经，阑尾炎，胸痛。

6号穴

位置：足底后缘中点直上5寸，内旁开1寸。

适应证：痢疾，肠炎，溃疡病。

11

7号穴

位置：足底后缘中点直上5寸。

适应证：哮喘，大脑发育不全。

8号穴

位置：足底后缘中点直上5寸，向外旁开1寸。

适应证：神经衰弱，癫痫，神经官能症。

9号穴

位置：第一趾与第二趾间直后4寸。

适应证：肠炎，痢疾，子宫颈炎，子宫内膜炎。

10号穴

位置：涌泉穴内旁开1寸。

适应证：急慢性胃肠炎，胃痉挛，腹痛。

11号穴

位置：涌泉穴外旁开2寸。

适应证：肩痛，荨麻疹，坐骨神痛经。

● 12号穴

位置：第一趾与第二趾趾蹼间直后 1 寸。

适应证：牙痛。

● 13号穴

位置：小趾跖趾关节横纹中点直后 1 寸。

适应证：牙痛。

● 14号穴

位置：小趾跖趾关节横纹中点。

适应证：尿频，遗尿。

● 再生

位置：3 号穴下 0.5 寸。

适应证：脑部恶性肿瘤，鼻血，鼻塞。

● 头区

位置：3 号穴上 0.5 寸。

适应证：头痛，失眠。

11

● 目区

位置：2 号穴上 0.5 寸。

适应证：目赤肿痛。

● 耳区

位置：4 号穴上 0.5 寸。

适应证：耳病。

● 大肠区

位置：然谷穴下方 1 寸处。

适应证：腹痛，泄泻，阑尾炎，急性胃痛。

● 小肠区

位置：胃区点外旁开 1 寸。

适应证：腹痛，腹泻，阑尾炎，尿闭。

● 胃区

位置：大肠区点外旁开 1 寸。

适应证：癫狂症，急性胃痛，腹痛，泄泻，阑尾炎、牙痛。

● 脾区

位置：大肠区点上1寸。

适应证：疝痛，小儿惊风，中风不语，急性胃痛，遗精，中风不语。

● 心包区

位置：胃区点上1寸。

适应证：癫狂症，失眠。

● 肺区

位置：脾区点上1寸。

适应证：咳嗽，胸痛。

● 三焦区

位置：小肠区点上1寸。

适应证：咳嗽，胸痛，癃闭，耳鸣。

● 心区

位置：心包区点上1寸。

适应证：高血压，癫狂症、高热昏迷，中风不语，遗精，失眠。

11

● 平痛

位置：11号穴内旁开1寸。

适应证：腰痛，急慢性肠胃炎，痛经。

● 肝区

位置：肺区点上1寸。

适应证：疝痛，睾丸痛（炎），高血压，
癫狂症，高热昏迷，小儿惊风，中风
不语，遗精，头痛，目赤肿痛。

● 膀胱区

位置：11号穴下0.5寸。

适应证：癃闭，鼻血，鼻塞，耳鸣。

● 肾区

位置：足心包点上1.5寸。

适应证：疝痛，睾丸炎，高血压，高热
昏迷，小儿惊风，中风不语，咳嗽，胁
痛，小便癃闭，遗精，牙痛，头痛，目赤肿痛。

● 胆区

位置：11 号穴上 0.5 寸。

适应证：高血压，高热昏迷，小儿惊风，咳嗽，肋痛，耳鸣。

● 癌根1

位置：足底部第一跖趾关节向内过白肉际一横指，拇长屈肌腱外侧。

适应证：食管癌，胃癌，肝癌，淋巴转移癌，慢粒性白血病。

● 癌根2

位置：足底部跖趾关节（足大趾下）向后、向内过赤白肉际各一横指处。

适应证：食管癌，直肠癌，宫颈癌，淋巴结转移癌。

● 炉底三针

位置：足底侧，由外踝高点与跟腱之间点引线与足底正中线之交点前 1.5 寸一穴，左右旁开 0.5 寸各一穴，计 3 穴。

适应证：高热，头痛，耳鸣，胃痛，肝脾痛，便秘，臌胀，肠炎，痢疾，腹水，乳腺炎，瘫痪。

● 癌根3

位置：足底部，直对距跗关节向内过赤白肉际一横指处。

适应证：肝癌，鼻咽癌，乳腺癌。

● 内、外虫曲

位置：足后四白穴沿正中在线3寸处画一横线，线与内侧缘交点为内曲线，线与外侧缘交点为外曲线。

适应证：足内外翻，下肢瘫痪。

● 足后四白

位置：足底纵正中线与外踝高点至跟腱之间点引垂线的交点。

适应证：脱肛，夜尿，头痛，小儿惊厥，偏瘫，脑脊髓膜炎，足下垂，小儿吐乳等。

● 内踝尖

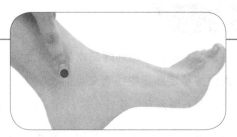

位置：内踝骨最高点。

适应证：下牙痛，足内转筋，小儿不语，恶漏。

● 外踝尖

位置：外踝骨最高点。

适应证：趾挛，牙痛，淋病，小儿重舌，脚气。

● 八风

位置：足背各趾缝端凹陷中左右共8穴。

适应证：脚背红肿，脚气，头痛，齿神痛经，间歇热，肺充血，月经不调，疟疾，蛇咬伤。

● 1跟平

位置：内外踝连接中点，足跟部小腿三头肌腱上。

适应证：小儿麻痹后遗症。

● 降压

位置：大敦穴与肝经太冲穴之间连线中点。

适应证：高血压。

● 趾平

位置：足背，各趾根三中点，跖趾关节部，左右共 10 穴。

适应证：小儿麻痹症，足下垂。

●15号穴

位置：踝关节横纹中点下 0.5 寸，分两旁凹陷处各 1 穴。

适应证：腰腿痛，腓肠肌痉挛。

●16号穴

位置：足内侧舟骨突起上凹陷处。

适应证：高血压，腮腺炎，急性扁桃体炎。

●17号穴

位置：踝关节横纹中点直下 2.5 寸。

适应证：心绞痛，哮喘，感冒。

● 18号穴

位置：足背第一跖骨头内前凹陷中。

适应证：胸痛，胸闷，急性腰扭伤。

● 19号穴

位置：足背第二、三趾间趾蹼后3寸。

适应证：头痛，中耳炎，急慢性胃肠炎，溃疡病。

● 20号穴

位置：足背第三、四趾间趾蹼后2寸。

适应证：落枕。

● 21号穴

位置：足背第四、五趾间趾蹼后0.5寸。

适应证：坐骨神痛经，腮腺炎，扁桃体炎。

●22号穴

位置：足背第一、二趾趾间后 1 寸。

适应证：急性扁桃体炎，流行性腮腺炎，高血压。

●23号穴

位置：拇长伸肌腱内侧跖趾关节处。

适应证：高血压，腮腺炎，急性扁桃体炎。

●24号穴

位置：第二趾的第二趾关节内侧赤白肉际处。

适应证：头痛，中耳炎。

●25号穴

位置：第三趾的第二趾关节内侧赤白肉际处。

适应证：头痛。

● 26号穴

位置：第四趾的第二趾关节内侧赤白
肉际处。

适应证：头痛，低血压。

● 27号穴

位置：太白穴与公孙穴连接中点。

适应证：癫痫，神经衰弱，癔病。

● 28号穴

位置：足内侧舟状骨突起下后凹陷中。

适应证：痛经，功能性子宫出血，附
件炎。

● 29号穴

位置：内踝正中直下 2 寸处。

适应证：功能性子宫出血，支气管炎，
支气管哮喘。

11

● 30号穴

位置：足外踝后下方，昆仑穴直上 1 寸处。

适应证：坐骨神痛经，腰痛，头痛。

● 截癌

位置：在足内侧舟骨粗隆下方凹陷直下 0.5 寸处，然谷穴下方 0.5 寸。

适应证：喉癌，鼻咽癌，食道癌，胃癌，乳腺癌，子宫内膜癌，子宫颈癌，肝癌，直肠癌，肺癌等各种癌症。

● 重肾

位置：足踝前缘前 0.5 寸直下，足内侧下缘向足跖移行部，照海穴下 0.5 寸前 0.5 寸处。

适应证：小儿腹股沟疝。

● 松腹

位置：足背第二、三趾骨小头之后缘凹陷稍近内侧处，内庭穴与胃经陷谷穴之间稍近内侧。

适应证：用于阑尾切除手术后麻醉腹肌紧张与疼痛。

● 旁谷

位置：在足背第三、四跖骨间前 1/2 段的中点处。陷谷穴外侧，相隔第三跖骨。

适应证：小儿麻痹后遗症。

● 足中冲

位置：足第三趾趾腹顶端。

适应证：癫痫，心力衰竭，头痛。

👣 足部按摩师的要求

要刺激足部的反射点，正确的足部保健按摩手法很重要，足疗按摩是通过正确的手法在准确的反射区上进行按摩，以取得消除疲劳或治疗疾病的效果。人的脚上有 60 多个反射点，与人体的主要脏器相对应，受过专业训练的按摩师推拿手法得当，就可以取得应有的效果，反之，则会带来诸多弊端。因此，足底按摩对按摩师的要求比较高。

足部反射区

　　足部按摩是通过正确的手法在准确的反射区进行按摩，人体足部有 60 多个反射点，它们与人体的主要脏器相对应，准确地对应反射点，对取得应有的治疗效果具有决定性的意义。

● 肾上腺反射区

位置：位于双足足底第二、三跖骨体之间，距跖骨头近心端一拇指宽处。

适应证：肾上腺皮质功能亢进或低下、各类感染、炎症、心律不齐、疼痛、过敏性疾病、哮喘、风湿病、关节炎、高血压。

操作：用中指扣拳法寻找敏感点，向深部多次按压。以出现痛胀或酸麻为佳。

● 肾反射区

位置：双足足底第二、三跖骨体之间，近跖骨底处（肾上腺反射区下一横指）。

适应证：各种肾脏疾病、水肿、风湿病、关节炎、泌尿感染、高血压、低血压、贫血、动脉硬化、静脉曲张、耳鸣、湿疹。

操作：食指或中指第一指间关节面施力，由脚趾向足跟方向稍慢推至输尿管区。

● 输尿管反射区

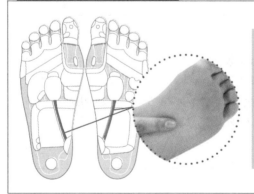

位置：位于双足掌中膀胱反射区和肾反射区之间，呈线弧形状的片区。

适应证：排尿困难、泌尿系统感染、输尿管结石、输尿管狭窄、高血压、动脉硬化、关节炎、肾盂积水、毒血症、尿毒症。

操作：用食指和中指第一指间关节面施力，从脚趾往足跟方向推至膀胱区。

膀胱反射区

位置：位于双足内踝前下方，内侧舟骨下方，拇展肌内缘旁。

适应证：泌尿系统疾患、高血压、各种结石、动脉硬化等。

操作：食指或中指第一节关节顶点定点按压，3次以上，6次以下。

额窦反射区

位置：位于十趾趾端，左额窦反射区在右足上，右额窦反射区在左足上。

适应证：头痛、失眠、发热、感冒及眼、耳、鼻疾患等。

操作：一手握脚固定，一手食指、中指弯曲，以中指关节施压6次以下。

脑垂体反射区

位置：位于双足足大趾趾腹的中央。

适应证：内分泌失调症、小儿生长发育不良、遗尿、更年期综合征等。

操作：一手四指夹足背以固定足大趾，手腕轻抬施力深入压按或揉，宜揉按。

小脑及脑干反射区

位置：位于双足足大趾根部靠近第二趾骨处。左、右部分小脑及脑干反射区分别在右、左足。

适应证：脑萎缩、脑震荡、脑肿瘤、心律不齐、心跳过缓、心跳过速、痴呆症、头痛、失眠、头晕、高血压、肌腱关节疾病等。

操作：使用扣指法或中指扣拳法，定点按压，节奏稍缓，力度均匀。

三叉神经反射区

位置：位于双足足大趾趾腹外侧（靠近第二趾一侧）。左、右侧三叉神经反射区分别在右、左足上。

适应证：头面部及眼、耳、鼻、牙疾患、偏头痛、眼眶痛、面神经瘫痪、中风、斜视、腮腺炎、失眠等。

操作：使用拇指点揉按法，以拇指点端施力，揉按。

鼻反射区

位置：双脚足大趾远节趾骨内侧自足大趾趾腹边缘延伸到足大趾趾甲根部呈 L 形。左、右鼻反射区在右、左足上。

适应证：急性鼻炎、慢性鼻炎、鼻塞、过敏性鼻炎、鼻血、鼻窦炎及上呼吸道疾病等。

操作：使用拇指点揉按法，以拇指点端揉按施力，节奏稍缓。

颈项反射区

位置：位于双足足大趾趾根的区域，左、右颈项反射区分别在右，左足上。

适应证：颈部酸痛、颈部损伤、高血压、落枕、颈椎病、消化道疾病等。

操作：食指端沿着脚背面第一趾根部，由内向外侧推压，均向心施力。

颈椎反射区

位置：位于双足足大趾根部内侧横纹肌尽头处。

适应证：各种颈椎病变、颈项僵硬、疼痛等。

操作：以食指第二节指骨内侧固定于反射区位置，拇指点在其上施力，定点按压。

甲状旁腺反射区

位置：位于双足掌内侧缘第一跖趾关节前方凹陷处。

适应证：甲状腺功能低下及功能亢进引起的病症、失眠、喉及气管痉挛、惊厥等。

操作：拇指点在其上施力，中指置第一趾与第二趾间不施力，节奏缓。

甲状腺反射区

位置：双足足底足大趾与第二趾蹼处沿第一跖骨头向内呈"L"形带状。

适应证：甲状腺炎、心悸、失眠、情绪不稳、消瘦、肥胖症、甲状腺肿大、甲状腺功能亢进或低下等。

操作：一手握足背，一手点端推按，由内向外拐弯处直推按至指缝施力。

眼反射区

位置：位于双足足底第二趾和第三趾，额窦反射区至中节趾骨根部之间的范围。左、右眼的反射区在右足、左足上。

适应证：结膜炎、视神经炎、青光眼、白内障、近视、远视、斜视，迎风流泪等。

操作：用食指或中指第一指关节在趾根部、横纹处取四个方向施力按压。

耳反射区

位置：双足足底第四、五趾，额窦反射区至中节趾骨根部之间的范围。左耳的反射区在右足上，右耳的反射区在左足上。

适应证：耳疾、鼻咽癌、晕眩、晕车、晕船等。

操作：一手食指、中指关节在反射区足底趾根、横纹处取三个方向按压。

斜方肌反射区

位置：位于双足底耳、眼反射区下1指，自甲状腺反射区到肩反射区之间约1拇指宽的横带状。

适应证：肩、颈、上肢及背部疼痛，手无力酸麻，肩活动受限，落枕等。

操作：使用中指横按法，施力点为食指第二指关节侧面。

肺及支气管反射区

位置：位于双足斜方肌反射区下方一拇指宽处，支气管反射区为肺反射区的中部向第三趾延伸。

适应证：上呼吸道炎症、胸闷、肺炎、肺结核、支气管炎、肺气肿等。

操作：使用食指横按法，一手持足背，另一手食指第二节向内和向外推刮。

胃反射区

位置：位于双足掌第一跖趾关节后方，约一横指宽。

适应证：胃部疾病、消化不良、糖尿病、胰腺炎、胆囊疾病等。

操作：食指横按法，一手握足，另一手食指第二指节背面横着施力，足趾往足跟推按。

脾反射区

位置：左足掌第四、五趾骨之间，心脏反射区下一拇指处。

适应证：消化系统疾病、发热、炎症、高血压、肌肉酸痛、皮肤病、增强免疫力及抗癌能力等。

操作：食指、中指扣拳法，一手握足背，另一手的食指、中指第一指间关节顶点揉压。

● 降结肠反射区

位置：位于左足掌跟前外侧相对于第四、五跖骨间竖带条状区域。

适应证：便秘、腹泻、急慢性肠炎等。

操作：食指、中指扣拳法，一手握足背，一手食指、中指第一指间关节顶点施力从足趾到足跟推按。

● 胰反射区

位置：位于双足掌内部一侧第一跖骨中下段，在十二指肠和胃反射区之间。

适应证：胰腺炎、胰腺肿瘤、糖尿病、消化系统疾患、胰腺功能低下及亢进。

操作：食指横按法，一手握足，一手食指第二指节背面横着施力，足趾向足跟推按。

● 十二指肠反射区

位置：位于双足掌第一跖骨最后一段，胰反射区的后方。

适应证：十二指肠疾病、消化不良、腹胀、食欲不振、发育不良、食物中毒等。

操作：一手握足，另一手食指第二指节背面横着施力，足趾往足跟推按，3次以上，6次以下。

● 小肠反射区

位置：位于双足掌足弓凹入区，被开结肠，横结肠，降结肠，乙状结肠及直肠等反射区包围的部分。

适应证：小肠炎症、胃肠胀气、腹泻、腹痛、免疫功能低下、发热、心脏病。

操作：一手握足背，一手半握拳，食指、中指顶点竖起垂直施力，往足跟方向刮按。

12

● 横结肠反射区

位置：位于双足掌中间，横越足掌呈横带状。

适应证：腹痛、腹泻、便秘、结肠炎等。

操作：食指、中指扣拳法，一手握足背，另一手的食指、中指第一指间关节外端施力。

◆ 乙状结肠及直肠反射区

位置：左足掌跟骨前缘成一横带状区域。

适应证：直肠疾病、结肠炎、肛裂、肠息肉、便秘、痔疮等。

操作：食指、中指扣拳法，一手握足背，一手食指、中指中节内侧缘顶点施力由外向内侧推按。

● 肛门反射区

位置：直肠反射区末端，与膀胱反射区相邻，在左足掌跟骨前缘。

适应证：痔疮、肛周围炎、直肠癌、便秘、肛裂、脱肛等。

操作：食指、中指扣拳法，一手握足背，一手食指、中指第一指间顶点施力垂直定点按压。

◆ 肝反射区

位置：右足掌第四、五跖骨间。

适应证：肝脏疾病、血液疾病、高血脂、中毒、消化不良、眼病、胆囊炎、肾脏疾病。

操作：食指、中指扣拳法，一手握足背，另一手食指、中指中节顶点施力垂直定点按压。

● 胆囊反射区

位置：右足掌第四跖骨与第五跖骨间肝脏反射区内下方反射区深部。

适应证：胆囊疾病、肝脏疾病、黄疸、消化不良、失眠、皮肤病、痤疮等。

操作：使用食指、中指扣拳法，一手握足背，另一手食指、中指中节侧缘顶点施力定点按压。

● 盲肠及阑尾反射区

位置：右足掌跟骨前方，第四、五趾间的垂直线上。

适应证：阑尾炎、下腹部胀痛等。

操作：食指、中指扣拳法，一手持足背，一手食指、中指第一指间关节顶点施力定点按压。

● 回盲瓣反射区

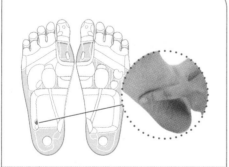

位置：右足掌跟骨前方位置，靠近外侧部位，在盲肠反射区的上方。

适应证：回盲瓣功能失常、下腹胀气等。

操作：食指、中指扣拳法，一手持足背，一手食指、中指第一指间关节顶点施力定点按压。

● 升结肠反射区

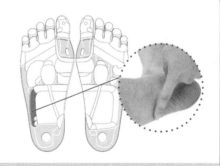

位置：右足掌小肠反射区外侧、起始跟骨前缘、骰骨外侧上至第五跖骨底部，呈竖带状的区域。

适应证：肠炎、腹泻腹痛、便秘便血等。

操作：食指、中指扣拳法，一手持足背，一手食指、中指第一指间关节垂直顶点施力，从足跟向足趾缓慢推按。

腹腔神经丛反射区

位置：肾与胃反射区周围，足掌中心区。

适应证：神经性胃肠疾患、胸闷、腹胀、腹疼、胃痉挛、烦躁等。

操作：双拇指点推按法，双拇指点端沿着肾边缘多次推按。

足底部生殖腺反射区

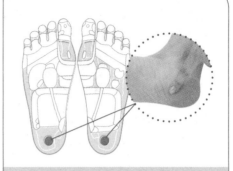

位置：双足掌的跟骨中央深凹部位。

适应证：性功能低下、子宫肌瘤、不孕症、月经不调、痛经、更年期综合征、阳痿、前列腺肥大、痴呆症、抗衰老。

操作：食指、中指扣拳法，一手握足跟，一手食指、中指第一指间关节顶点施力，垂直定点缓慢按压。

足外侧生殖腺反射区

位置：双足外踝后下部分，呈三角形的区域，敏感点在踝关节靠后。

适应证：性功能低下、不孕症、月经不调、痛经、阳痿、前列腺肥大、痴呆症、子宫肌瘤、卵巢囊肿、抗衰老。

操作：食指扣按法，一手握足，一手拇指点固定足底，食指第二指节侧缘由上而下刮压。

胸椎反射区

位置：双足弓内侧部分边缘，从趾关节起到楔骨关节止的区域。

适应证：胸背部酸痛、胸椎椎间盘突出、胸腔脏器病变、胸椎增生、胸椎神经分布的相关脏器病变。

操作：拇掌指压推法，一手揣足，一手拇指点腹施力，从足趾至足跟推压。

腰椎反射区

位置：双足弓内侧部分边缘，第一楔骨至舟骨，上接胸椎反射区下连骶骨反射区。

适应证：腰背酸痛、腰椎骨刺、腰椎间盘突出、腰肌劳损、腰椎神经相关脏器病症、腰腹腔脏器病变、坐骨神痛经等。

操作：拇掌指压推法，一手揣足趾，另一手拇指点腹施力，由足趾向足跟多次推压。

骶椎反射区

位置：双足足弓内侧部分边缘，沿距骨后方到跟骨止的区域。

适应证：骨质增生、髋关节伤痛、坐骨神痛经、盆腔脏器病变。

操作：拇掌指压推法，一手揣足趾，另一手拇指点施力，由足趾向跟骨多次推压。

内侧尾骨反射区

位置：双足足掌内侧、内踝跟部，呈"1"形区域。

适应证：坐骨神痛经、尾骨受伤后遗症、生殖系统病变等。

操作：一手握足外侧，另一手点固定足底，食指第二关节内缘施力，由上至跟底。

外侧尾骨反射区

位置：在双足掌外后侧，呈"L"形区域。

适应证：尾骨受伤后遗症、下身酸痛、坐骨神痛经等。

操作：一手握足外侧，食指第一指间关节垂直顶点施力，沿足跟底内缘刮压。

内侧坐骨神经反射区

位置：位于双足足内踝关节后方，沿胫骨后缘上行至胫骨内髁下。

适应证：坐骨神痛经、坐骨神经炎、膝部和小腿部疼痛、糖尿病、下肢循环障碍症等。

操作：拇掌指压推法，一手握足，一手拇指指端施力，由踝关节上1寸凹陷处向上多次推按。

外侧坐骨神经反射区

位置：位于足外踝前缘沿腓骨前面向上至腓骨小头处。

适应证：坐骨神痛经、坐骨神经炎、膝部和小腿部疼痛、糖尿病、下肢循环障碍症等。

操作：使用拇掌指压推法，一手持足，另一手拇指点腹指端施力推按。

尿道及阴道反射区

位置：自膀胱反射区斜向上，延伸经距骨止于内踝后，在双足跟内侧。

适应证：尿道感染、尿道炎、尿道肿瘤、排尿困难、尿频、尿失禁、阴道炎、阴道肿物、生殖器官系统疾病等。

操作：一手握脚，一手食指、中指第一指间关节侧缘施力，由子宫向膀胱推按。

髋关节反射区

位置：双足外、内踝关节下侧边缘，呈弧形区域，共四个位置。

适应证：髋关节疾病、股骨骨折、股骨坏死、坐骨神痛经、腰背酸痛等。

操作：拇掌指压推法，一手握足，一手拇指点端施力，在内踝、外踝下缘从前向后多次推按。

◆ 直肠及肛门反射区

位置：双小腿胫骨内侧及踝后沟内从内踝后方向上延伸4横指的带状区域。

适应证：痔疮、直肠炎、直肠癌、便秘、腹泻、肛裂、静脉曲张等。

操作：拇掌指压推法，一手握足，一手拇指点端微施力，沿踝骨后方向上多次推按。

◆ 腹股沟反射区

位置：双足内踝尖上二横指胫骨内侧处。

适应证：生殖系统病变、前列腺肥大、性功能低下等。

操作：拇指点按法，一手轻轻持足，另一手拇指点腹股沟反射区定点多次揉按。

◆ 前列腺或子宫反射区

位置：足跟内侧，内踝后下方，呈三角区域。

适应证：前列腺炎、痛经、月经不调、尿频、排尿困难、尿血、下肢乏力、子宫肌瘤、子宫下垂、子宫内膜炎、白带过多等。

操作：食指刮压法，一手握足内侧，一手食指第二指节侧缘从髋关节区后缘向足跟多次刮压。

◆ 下腹部反射区

位置：双小腿腓骨外侧后方，向上延伸四横指呈一带状凹陷区域。

适应证：膀胱炎、前列腺炎、疝气、便秘、直肠炎、痛经、闭经、盆腔炎等。

操作：拇掌指压推法，一手揣足趾，一手拇指点端施力，由踝关节后往上多次推按。

12

膝反射区

位置：双足外侧骰骨与跟骨间凹陷处。

适应证：膝关节痛、膝关节炎、膝关节受伤、肘关节病变。

操作：食指扣拳法，一手握足，另一手食指间关节顶点绕反射区周边揉按。

肘反射区

位置：双足外侧第五跖骨粗隆前后凹陷处。

适应证：肘关节炎、肘关节酸痛、肘关节损伤、膝关节痛等。

操作：中食指扣按法，一手握脚内侧，一手食指、中指第一指间关节顶点施力多次按压。

肩反射区

位置：双足外侧第五跖趾关节后方凹陷处。

适应证：手臂乏力、手麻、肩背酸痛、肩关节脱臼等。

操作：一手持足内侧，另一手食指第一指间关节从外足背、足底向趾端多次推按。

肩胛骨反射区

位置：双足中背第四、五跖骨间延伸到骰骨处，并稍向两侧分开的带状区域。

适应证：肩背酸痛、颈肩综合征、肩关节活动受阻、胸椎病变等。

操作：双拇指点推按法，双拇指点端自足趾沿足背至骰骨处，分开多次推按。

● 上颌反射区

位置：双足背第一趾趾关节横纹前方的带状区域。

适应证：上牙周病、牙痛、龋牙、口腔溃疡、打鼾、上颌关节紊乱、上颌感染等，味觉障碍。

操作：使用拇指点指端中力揉按。

● 下颌反射区

位置：双足足背第一趾趾关节横纹后方的带状区域。

适应证：下颌关节紊乱、下牙周病、牙痛、龋牙、下颌窦炎症、打鼾等，味觉障碍。

操作：使用拇指点指端中力揉按。

● 扁桃体反射区

位置：足背第一趾近节趾骨，踇长伸肌的左、右两侧。

适应证：上呼吸道感染、扁桃体疾病、发热、感冒、抗消炎、增加抵抗力、抗癌。

操作：双拇指点扣拳法，双拇指点指端揉压，节奏缓慢，力度中等。

● 喉及气管反射区

位置：双足足背第一、二跖趾关节缝处区域。

适应证：咽喉痛、咽喉炎、气管炎、咳嗽、气喘、失声、声音沙哑、感冒等。

操作：中食指捏压法，中指端相佐，食指端中等力度捏压施力。

● 胸部淋巴结反射区

位置：双足背第一、二跖骨间缝深处，呈条状的区域。

适应证：各种炎症、肿瘤、乳房或胸部肿块、胸痛、免疫力低下等。

操作：中食指捏压法，中指端相辅、食指端多次捏压施力，沿第一跖骨外侧向足趾捏按。

● 内耳迷路反射区

位置：双足背第四、五跖骨间凹陷较深的部位，微微靠近一面。

适应证：头晕、眼花、晕车船、昏迷、美尼尔氏综合征、高血压、低血压、平衡障碍等。

操作：使用中食指捏压法，中指端相辅、食指端以中等力度多次捏压施力。

● 胸及乳腺反射区

位置：在双足背第二、三、四跖骨面之间的区域。

适应证：胸部疾病、乳腺疾病、结核病、感冒、气喘等。

操作：使用双拇指点推按法，双拇指指腹前后紧靠从足趾向心方向多次推按。

● 膈（横膈膜）反射区

位置：双足背距骨、楔骨关节处，横跨脚背的带状区域。

适应证：打嗝、恶心呕吐、腹胀腹痛、膈肌痉挛、老年消化不良、神经紊乱。

操作：双食指刮压法，双手食指侧缘自足背凸起处向两侧多次刮压。

● 内侧肋骨反射区

位置：双足背第一、二楔骨与足舟骨间凹处。

适应证：肋骨病变、胸闷、胸膜炎、肩背痛等。

操作：双拇指点扣拳法，双拇指点端同时多次揉按，力度中等，节奏稍缓。

● 外侧肋骨反射区

位置：骰骨，足舟骨与距骨之间。

适应证：肋骨病变、胸闷、肋膜炎、肩背痛等。

操作：双拇指点扣拳法，双拇指点端同时多次揉按，力度中等，节奏稍缓。

● 上身淋巴结反射区

位置：双足外踝与腓骨距骨间形成的凹陷部位。

适应证：各种炎症、发热、水肿、肌瘤、全身循环障碍、血管硬化、帕金森病等。

操作：食指扣拳法，双手食指第一指间关节顶点施力，同时多次按压。

● 下身淋巴结反射区

位置：双足内踝与胫骨前的肌腱形成的凹陷部位。

适应证：各种炎症、发热、水肿、肌瘤、蜂窝织炎、全身循环障碍、血管硬化、帕金森病等。

操作：食指扣拳法，单只手食指第一指间关节顶点施力，同时多次按压。

● 舌反射区

位置：双足第一跖趾关节前方的凹陷处，在第一趾内侧下缘。

适应证：舌红、舌干、舌裂、舌质肿胖等。

操作：拇指点按法，以拇指点端按住足大趾内侧下缘以中等力度施力，多次揉按。

● 血压区反射区

位置：足底颈项反射区下方正中，在足大趾第二节近趾骨端。

适应证：高、低血压，颈椎病，头晕等。

操作：拇指点按法，拇指点端按住足大趾第二节近趾骨端处施力，多次揉按。

● 上肢反射区

位置：双足底第五跖骨的外侧，呈竖条带状形的区域处。

适应证：上臂受伤、肘关节受伤、腕关节受伤等。

操作：食指、中指扣拳法，食指、中指第一指关节顶点施力，中等力度。

● 下肢反射区

位置：双足底后跟外缘，第五跖骨后边骰骨与跟骨旁边呈竖带状的区域处。

适应证：下肢风湿病、坐骨神痛经、股骨损伤、踝关节扭伤等。

操作：食指、中指扣拳法，食指、中指第一指关节顶点施力，中等力度。

● 失眠区反射区

位置：位于双足底跟骨中央生殖腺反射区稍前处。

适应证：失眠、神经衰弱、精神疾患等。

操作：食指、中指扣拳法，食指、中指第一关节顶点施力，中等力度。

● 骨盆腔反射区

位置：位于双足底跟骨中央生殖腺反射区靠前的向内处。

适应证：盆腔部位发生的疾患等。

操作：中指扣拳法，中指第一指间关节施力，中等力度。

● 头部（大脑）反射区

位置：双足足大趾的趾腹全部区域。左、右侧大脑的反射区分别在右、左足上。

适应证：脑萎缩、中风、头晕、头痛、失眠、脑血栓、高低血压、视觉受损、神经衰弱、大脑发育不良等。

操作：用食指或中指第一指间关节面竖着施力，由第一趾点端向趾根推按。

● 心脏反射区

位置：左足掌第四、五跖骨间，肺及支气管反射区的后方。

适应证：心脏疾病、血管病、高血压、低血压、休克及肺部疾病等。

操作：拇指点推掌法，一手握足背，一手拇指点腹内侧面从足跟向足趾推按。

12

本章看点

- 流行性感冒
  流感是常见疾病，适度足疗可以助于治疗、缩短病程
- 咳嗽
  咳嗽是肺系统疾病的主要症状之一，针对病灶进行对应足疗，可减缓症状
- 肺炎
  肺炎患者在积极治疗的同时，如果能配合足疗，可加快痊愈

第三章
呼吸系统疾病的足部
保健按摩疗法

　　根据我国2005年的死因调查结果显示，呼吸系统疾病（不包括肺癌）在城市的死亡率中占第二位，而在农村占首位，又由于大气污染、吸烟等因素，呼吸系统疾病的发病率不断增加，成为困扰人们生活的主要疾病之一。本章主要介绍一些呼吸系统疾病的足部保健按摩疗法，帮助读者轻松治疗疾病症状。

流行性感冒

简称"流感"，是春、冬季常见疾病，常由流行性感冒病毒感染引起。主要表现为头痛、高热（有时可达40℃左右），并伴有肌肉酸痛、鼻塞、打喷嚏、流鼻涕、咽肿痛、干咳、少量黏痰等现象。幼儿有慢性肺病及年老体弱者常会并发肺炎，严重影响人体健康。这是一种自愈性疾病，一周左右可自动痊愈。适度足部保健按摩可减轻症状，明显缩短病程。

● 按摩取穴

经穴：内庭、大都、太溪、复溜、侠溪、太冲、公孙

奇穴：1号穴、17号穴、24号穴、25号穴

有效反射区

反射区

头部（大脑）、脑垂体、小脑及脑干、鼻、甲状旁腺、甲状腺、肾上腺、肾脏、肺及支气管、胸部淋巴结、喉

● 足浴治疗感冒的配方

贯众叶100克，荆芥、紫苏、防风各30克，薄荷20克。水煎取汁混入水中浴足，用于发汗解表。

操作手法与步骤

公孙

点揉内庭、大都、太溪、复溜、侠溪、太冲、公孙、1号穴、17号穴、24号穴、25号穴等穴位，各1~2分钟，以局部胀痛为宜。

1

拇指指端点法

用拇指指端点法、食指指间关节点法、拇指关节刮法、按法、食指关节刮法、双指关节刮法、拳刮法、拇指推法、擦法、拍法等作用于相应反射区，各操作2分钟，以局部酸胀为佳。

2

用放松休闲手法进行足部放松，擦足心，致局部发烫。

3

可用力按1号穴或净水按，要求浴足，手法宜使局部温热，按后迅速保温。

4

注意事项

在接受按摩治疗的同时，患者要注意防寒保暖，多饮开水，避免过度劳累。由于按摩治疗一般无不良反应，所以这种方法尤其适合小孩、老人和孕妇。

13

⑭ 咳嗽

咳嗽是肺系疾病的主要症状之一。由六淫外邪侵袭肺系或脏腑功能失调，内邪扰肺，肺气上逆所致。其中有声无痰为咳，有痰无声为嗽，往往同时并有气喘、咽痛、声音沙哑、咳痰或低气怯声等症状。适当进行足部按摩可以明显减轻咳嗽症状。

● 按摩取穴

经穴：大钟、太溪、涌泉、然谷、太冲，三阴交

奇穴：1号穴、7号穴、17号穴、29号穴

有效反射区

反射区

头部（大脑）、脑垂体、小脑及脑干、鼻、甲状腺、肺及支气管、肝脏、脾、肾上腺、肾脏、喉、上身淋巴结、下身淋巴结、胸（乳房）、胸部淋巴结、膈、扁桃体

● 足浴治疗咳嗽的配方

鱼腥草150克，杏仁100克，桑叶100克，菊花100克，桔梗80克，甘草50克，麻黄30克。水煎后浴足，用于清热化痰，宣肺理气，适用于痰热咳嗽。

操作手法与步骤

三阴交

依次点按大钟、太溪、涌泉、然谷、太冲，三阴交、1号穴、7号穴、17号穴、29号穴各2~3分钟，力度中等。

1

食指指间关节点法

用拇指指端点法、食指指间关节点法、拇指关节刮法、按法、食指关节刮法、双指关节刮法、拳刮法、拇指推法、擦法、拍法等，用于相应反射区，各操作2分钟，以局部酸胀为佳。

2

使用放松休闲手法进行局部放松，用力擦足跟部。

3

可用热净水浴足后施按，注意保温；点揉宜深透，擦摩宜发红微热。

4

注意事项

　　重点按摩双脚背面（不是脚底，足大趾根部两侧的部位即扁桃体的反射区，只要扁桃体发炎时，这个部位就会很疼，所以很容易找到。左、右足大趾都要按摩，一只脚趾按摩5分钟，二个足大趾共按摩10分钟）。重点按摩扁桃体反射区后，患者咽喉肿痛的现象会明显减轻。

14

（15） 肺炎

肺炎临床上以突发寒战、高热、胸痛、咳嗽、咳痰为主要症状。患者多见于20～40岁之间，冬、春季发病率较高；选用有效抗生素抗菌治疗，配合相应的足部保健按摩，可减轻患者症状，加快疾病治愈。

● 按摩取穴

经穴：太溪、太冲、涌泉、然谷、公孙、丘墟、足临泣、解溪、昆仑

奇穴：4号穴、5号穴、18号穴

有效反射区

反射区

头部（大脑）、鼻、甲状腺、肺及支气管、肾脏、肾上腺、上身淋巴结、下身淋巴结、胸（乳房）、胸部淋巴结、膈、扁桃体

● 足浴治疗肺炎的配方

金银花、黄芩、桑白皮各15克，葶苈子30克，薄荷、鱼腥草、桔梗各6克。以上药材加清水500～1000毫升，煎沸后，取药液倒入脚盆内，待水温稍凉后，浸泡双足30分钟。每日1～2次。

操作手法与步骤

中等力度点揉太溪、太冲、涌泉、然谷、公孙、丘墟、足临泣、解溪、昆仑、4号穴、5号穴、18号穴，各1~2分钟。

解溪

1

用拇指指端点法、食指指间关节点法、拇指关节刮法、按法、食指关节刮法、双指关节刮法、拳刮法、拇指推法、擦法、拍法等手法作用于相应反射区，各操作2分钟，以局部酸痛为佳。

食指关节刮法

2

可在按摩前先用混有相关药水的热水浴足，然后再进行按摩操作。

3

敏感点用重手法刺激，或借助于按摩工具；用放松休闲手法进行局部放松，用力擦足跟部。

4

注意事项

（1）按摩治疗小儿支气管肺炎主要起辅助治疗作用，本法对轻症患儿有一定疗效。

（2）重症患儿必须到医院就诊，以免延误病情，出现危险。

（3）患儿所住房间要保持空气新鲜，温度适宜。

15

本章看点

● 肺心病

肺心病可分为急性和慢性两类，长期坚持足疗有很好的治疗作用

● 高血压

通过长期足浴治疗，可以有效控制血压升高

● 低血压

低血压者要注意休息和营养的补充

● 心悸

常心悸者要适度运动，足疗可辅助缓解症状

● 中风后遗症

中风后 3 个月内是治疗的最佳时期，要及时治疗

第四章
心血管系统疾病的
足部保健按摩疗法

　　心血管疾病，通常也被称为循环系统疾病。这类病症主要是由人体内运送血液的器官和组织发生异常所引发的，主要包括心脏、血管（动脉、静脉、毛细血管）疾病，有急性和慢性病症之分，往往都与动脉硬化有关。心血管疾病都有着相似的病因、病发过程，所以在治疗方法上也有一定的相似性，本章主要介绍一些相关的足部保健按摩疗法和足浴小知识。

(16) 肺心病

肺心病是常见的心脏病，可分为急性和慢性两类，临床上以后者多见。多在寒冷季节发病，临床表现为长期慢性咳嗽、咳痰或哮喘，并逐渐出现乏力、呼吸困难、心悸、头痛、嗜睡、少尿等症状。原因在于慢性肺病而导致心功能受损，心脏不能堪负重压，表现出多种心脏症状。

● 按摩取穴

经穴：涌泉、太溪、然谷、太冲

奇穴：7号穴、17号穴、29号穴

有效反射区

反射区

头部（大脑）、脑垂体、鼻、甲状腺、肺及支气管、心脏、肝脏、脾、肾上腺、肾脏、输尿管、膀胱、胃、小肠、胰、上身淋巴结、下身淋巴结、胸（乳房）、胸部淋巴结、膈、扁桃体

● 足浴治疗肺心病的配方

艾叶15克。加水煮5分钟，但禁忌天天泡艾叶。一周1~2次即可。

操作手法与步骤

太溪

按揉涌泉、太溪、然谷、太冲、7号穴、17号穴、29号穴，各1~2分钟。

1

拇指指端点法

用拇指指端点法、食指指间关节点法、拇指关节刮法、按法、食指关节刮法、双指关节刮法、拳刮法、拇指推法、擦法、拍法等手法作用于相应反射区，各操作2分钟，以局部酸痛为佳。

2

擦足心足跟，拔摇各趾；推足底足大趾腹，及第一跖趾关节。

3

按摩前可先用混有相关药水的热水浴足，也可以视情况加用壮肾健脾或急救的穴区。手法多以中度为佳。

4

注意事项

（1）平时宜多吃萝卜、梨、枇杷、冬瓜、西瓜等新鲜蔬菜水果，有助于养肺清痰。必须戒烟。忌食辛辣、发物、肥肉、酒类等刺激性和不易消化的食物。

（2）改善环境，消除有害烟雾、粉尘和有害气体对呼吸道的刺激。

（3）按时休息，慎防劳累过度。保持居室清洁温暖、空气流通。注意季节变化，及时添加衣被，预防呼吸道感染。

16

17 高血压

高血压是一种以动脉血压升高为主要表现的疾患。一般临床表现为血压持续地超过140/90毫米汞柱，多伴有晕眩、头痛、头胀、耳鸣、心悸、手指发麻、面红、烦躁、失眠等症，临床治疗为服用各种降压药物，但多有不同程度的副作用而影响治疗效果。

● 按摩取穴

经穴：涌泉、侠溪、太冲、解溪、太溪、行间、至阴

奇穴：16号穴、22号穴、23号穴

有效反射区

反射区

头部（大脑）、小脑及脑干、肾上腺、肾脏、输尿管、膀胱、心脏、脾、胃、小肠、肝脏、腹腔神经丛、扁桃体、耳部区（平衡器官）、胸部淋巴结

● 足浴治疗高血压的配方

1. 桂枝15克，桑枝30克，桑叶15克。水煎取汁混入水中浴足，每日1次，每次1剂。可清热平肝，活血通脉，适用于高血压、头疼、头晕、耳鸣。

2. 桑叶、桑枝各50克，芹菜100克。水煎取汁约半盆，临睡前趁温浸脚，泡至水冷为止，每日浸用1次，适用于各种高血压。

3. 白矾100克。研为细末，溶于开水内，候温，浸足。1次30~60分钟，每日3次。

操作手法与步骤

至阴

用力点揉涌泉、侠溪、太冲、解溪、太溪、行间、至阴、16号穴、22号穴、23号穴，各2~3分钟。

1

食指指间关节

用拇指指端点法、食指指间关节点法、拇指关节刮法、按法、食指关节刮法、双指关节刮法、拳刮法、拇指推法、擦法、拍法等手法作用于相应反射区，各操作3~5分钟，以局部酸痛为佳。

2

摇拔各趾，擦足心摩足跟；推第一、二趾滑背侧间隙。

3

按摩前可先用混有相关药水的热水浴足，然后也可根据情况的不同加用肾、腹等穴区。

4

注意事项

俗话说：双脚如命根，治疗治全身。运用卵石磨脚，来刺激其皮肤神经末梢感受器，通过中间神经来调节器官的作用，促进血液循环，加强新陈代谢。足疗脚卵石对高血压有益。患者可赤脚在凹凸不平的鹅卵石小径上踩踏或行走。踩鹅卵石的时间可安排在早上，每次15分钟以上。踩踏时需防跌倒，天亮时要防止感冒。

17

⑱ 低血压

　　如果收缩压持续低于90毫米汞柱，舒张压低于60毫米汞柱，即称为低血压。患有低血压的人经常会有头晕耳鸣、目眩、乏力、气短、脚底发冷、自汗、盗汗等症状，严重者会出现恶心、呕吐、晕厥等症状。

● 按摩取穴

　　经穴：涌泉、三阴交、隐白、太白、冲阳、内庭

　　奇穴：3号穴、26号穴

有效反射区

颈　头部（大脑）　颈　　　　　　耳部区（平衡器官）

腹腔神经丛　　　　　　　　　　腹腔神经丛

肾上腺　　　肾上腺　　心脏

　　　　　　　　　　　上身淋巴结

肾脏　　　　　　　　　下身淋巴结

输尿管

生殖腺　　　　　　生殖腺

膀胱

反射区

头部（大脑）、颈、肾上腺、肾脏、心脏、输尿管、膀胱、生殖腺、腹腔神经丛、下身淋巴结、上身淋巴结、耳部区（平衡器官）

● 足浴治疗低血压的配方

　　桂枝、肉桂各30克，炙甘草15克。每日2剂。1剂水煎服，日服2次或顿服，或频频饮服。1剂煎水泡足，每日1~2次，每次浸泡双足30分钟。

操作手法与步骤

三阴交

点按涌泉、隐白、太白、冲阳、内庭、三阴交、3号穴、26号穴等穴，各2～3分钟。

1

按法

用拇指指端点法、食指指间关节点法、拇指关节刮法、按法、食指关节刮法、双指关节刮法、拳刮法、拇指推法、擦法、拍法等手法作用于相应反射区，各操作3～5分钟，以局部酸痛为佳。

2

揉足跟、擦足心、足跟及内外踝部至热，可用足部踩法施于足跟等部位。

3

按摩前可先用混有相关药水的热水浴足。如感到乏力气短、脚底心凉者可加用肾、脾等穴区操作。手法上，应根据症状以选择轻重。

4

注意事项

（1）及时看医生，确定造成低血压的原因。

（2）增加饮食营养，多食温补脾肾的食物。

（3）适当增加食盐的摄入量，可提升血压，改善头晕、困倦无力等症状，但食盐摄入量不可太高。

（4）常吃生姜，能促进消化、健胃、升高血压。可将姜末撒于菜汤中或用姜末泡水代茶。

（5）少吃冬瓜、西瓜、芹菜、山楂、苦瓜、绿豆、大蒜、海带、洋葱、葵花籽等具降压效应的食品。

（6）积极参加体育锻炼，增强体质。

第四章 心血管系统疾病的足部保健按摩疗法

18

心悸

心悸是患者自觉心中悸动不安，甚至不能自主的一种病症。临床主要表现为经常伴有失眠、健忘、晕眩、多梦、耳鸣等症状。不仅听诊心率常超过140次/分钟，而且心电图显示多为心跳过速。

● 按摩取穴

经穴：涌泉、太冲、公孙、太溪

奇穴：失眠、3号穴

有效反射区

小脑及脑干　头部（大脑）　小脑及脑干　　耳部区（平衡器官）

腹腔神经丛　　　　　　　　　　腹腔神经丛

脑垂体

肾上腺　　　　　肾上腺　　　　　　上身淋巴结

　　　　　　　　　　心脏

　　　　　　　　　下身淋巴结

胃

肾脏　　　脾

反射区

头部（大脑）、小脑及脑干、脑垂体、肾上腺、肾脏、心脏、脾、胃、腹腔神经丛、下身淋巴结、上身淋巴结、耳部区（平衡器官）

● 足浴治疗心悸的配方

芥末200～500克，以少量水调成糊状，直至出现芥子油气味，混入水中浴足，每日1次，可活血通络，适用于冠心病、心悸、心绞痛等。

操作手法与步骤

点揉涌泉、太冲、公孙、太溪、失眠、3号穴各2分钟。

失眠

用拇指指端点法、食指指间关节点法、拇指关节刮法、按法、食指关节刮法、双指关节刮法、拳刮法、拇指推法、擦法、拍法等手法作用于相应反射区，各操作3~5分钟，以局部酸痛为佳。

擦法

1

2

重擦足底，点揉心区、肾区、胸膈区等；拔摇各趾，掐跖趾关节。

3

根据情况可再加用相关症状的反应穴区；操作宜和缓持续，按摩后可暖身安睡。

4

注意事项

（1）平时注意营养，少吃动物脂肪或胆固醇含量较高的食物，如蛋黄、鱼卵、动物肝脏等，少吃肉，多吃鱼和豆制品，多吃蔬菜和水果。

（2）保证充足睡眠，不能过度劳累。

（3）适量运动，饭后慢慢散步，或者打太极拳。

（4）洗澡的时候注意时间不要太长，温度要适度，最好在家人的陪伴下洗澡。

第四章 心血管系统疾病的足部保健按摩疗法

19

20 中风后遗症

中风后遗症是急性脑血管病所遗留的一种病症。在临床上主要表现为半身不遂、口眼歪斜、语言謇涩、口角流涎、吞咽困难、脚底麻木等症状。

● 按摩取穴

经穴：太冲、仆参、解溪、金门、丘墟、中封、昆仑

奇穴：心区点、肝区点、肾区点、足后四白

有效反射区

反射区

头部(大脑)、小脑及脑干、脑垂体、甲状旁腺、肾上腺、肾脏、心脏、肝脏、肺及支气管、脾、胃、小肠、肘关节、髋关节、膝关节、坐骨神经

● 足浴治疗中风的配方

伸筋草、透骨草、红花各3克，加水2000毫升煮沸10分钟，混入水中泡手和浴足，每日3次，连续2月。可舒筋活络，活血化淤，用于中风所致手足痉挛者。

手足对症按摩全书

操作手法与步骤

昆仑

重手法点按仆参、金门、太冲、解溪、丘墟、中封、昆仑、心区点、肝区点、肾区点、足后四白等穴，各2～3分钟。

1

拍法

用拇指指端点法、食指指间关节点法、拇指关节刮法、按法、食指关节刮法、双指关节刮法、拳刮法、拇指推法、擦法、拍法等手法作用于相应反射区，各操作3～5分钟，力度可逐渐加重。

2

捻拔、活动各关节。患病一侧加强操作。

3

按摩前可先用混有相关药水的热水浴足。另外，脚底各趾甲根缘亦可掐点，或也可根据情况配合其他相应穴区。

4

注意事项

　　点按肝脏、肺脏反射区可以调理经，点按风池穴可以息风通络，点按肩井穴可以调理周身的阳气，配合局部穴位可达到治疗本病的功效。

　　如果患者阴火旺则需加按涌泉穴、曲池穴，治疗的时候疗效至关重要。对中风后遗症患者必须争取早日康复，尤其是在发病后的前3个月里，积极治疗是康复的最佳时机。

20

本章看点

第五章

消化系统疾病的足部
保健按摩疗法

消化系统疾病是发生在口腔、唾液腺、食管、胃、肠、肝、胆、胰腺、腹膜及网膜等脏器的疾病。本章就一些日常生活中常见的消化系统疾病，如慢性胃炎、腹泻、胃下垂、呕吐、慢性肠炎、消化不良等，详细介绍相关的足部保健按摩治疗方法，让读者在家就可以轻松治疗这些疾病。另外还附加了一些足浴方法和病症的注意事项，让读者将防护与治疗相结合。

21 呃逆

呃逆亦称膈肌痉挛，是由于迷走神经和膈神经受到刺激后，使膈肌产生间歇性的收缩运动所致。以气逆上冲，呃声频频短促，使人不能自主为典型表现。难治性呃逆可使患者十分难受，常提示膈肌周围有病变。

● 按摩取穴

经穴：涌泉、大都、冲阳、太白、公孙、足窍阴

奇穴：10 号穴、19 号穴、27 号穴

有效反射区

反射区

头部（大脑）、小脑及脑干、脑垂体、膈、脾、胃、小肠、颈、腹腔神经丛

● 足浴治疗呃逆的配方

陈皮、法半夏、吴茱萸、干姜、川椒各10克，芜荽50克。将诸药择净，放入药罐中，加清水适量浸泡5～10分钟后，水煎取汁，放入浴盆中，待温时浴足。

操作手法与步骤

大都

掐点足窍阴2分钟，点揉涌泉、大都、冲阳、太白、公孙、10号穴、19号穴、27号穴，各1~2分钟。

1

拇指推法

用拇指指端点法、食指指间关节点法、按法、双指关节刮法、拳刮法、拇指推法、擦法、拍法等作用于相应反射区，各操作3~5分钟，以局部酸痛为佳，横膈膜、胃、腹可延长操作时间。

2

在第一、二跖骨与第二、三跖骨足底缝隙中深推，推擦足底内侧。

3

按摩时手法宜由轻到重，如果长时间反复呃逆或伴吐射、舌强等，应立即去医院检查。

4

注意事项

（1）培养良好的饮食习惯，避免暴饮暴食，按摩期间禁食冷饮及酸、辣等刺激性食物。

（2）要注意保暖，避免寒凉的刺激。

（3）按摩治疗本病时，应采用较重手法，但不可太用力，要由轻到重，让患者可以忍受。

21

神经性呕吐多由于疾病或创伤刺激呕吐中枢所引起。常见于脑震荡、晕车船、颅内占位性病变高血压、美尼尔氏综合征等疾患。亦可因酒醉后反复呕吐，或因为减肥等长期不正常进食而厌食所造成。在临床上尚无有效的治疗方法。

● **按摩取穴**

经穴：大都、公孙、太白、冲阳

奇穴：8号穴、10号穴、19号穴

有效反射区

小脑及脑干　头部（大脑）　小脑及脑干　　耳部区（平衡器）
腹腔神经丛　　　　　　　　　　　　腹腔神经丛
脑垂体
肾上腺　　　胃　　肾上腺
肾脏　　　　脾
小肠　　　　　　　　小肠

反射区

头部（大脑）、脑垂体、小脑及脑干、肾上腺、肾脏、脾、胃、小肠、腹腔神经丛、耳部区（平衡器）

◀ 足浴治疗呕吐的配方 ▶

萝卜菜150克，葱、生姜各30克。将萝卜菜、葱、生姜洗净，切细，放入药罐中，加清水适量浸泡5～10分钟，每日1次，连续使用1周。

操作手法与步骤

重手法点揉冲阳、大都、公孙、太白穴、8号穴、10号穴、19号穴，各2分钟。

公孙

1

用拇指指端点法、食指指间关节点法、拇指关节刮法、按法、食指关节刮法、双指关节刮法、拳刮法、拇指推法、擦法、拍法等手法作用于相应反射区，各操作3～5分钟，以局部酸痛为佳。

食指指间关节点法

2

重擦足底内外侧缘，足中线。

3

急发重手法刺激，并可配合脚底相应穴区按摩，达到治本的目的。

4

注意事项

（1）呕吐时，家长应立即将小儿的头侧向一旁，以免呕吐物吸入气管造成吸入性肺炎。

（2）患儿呕吐时不要随便用药，也不要随意晃动。

（3）注意饮食调节，平时饮食要注意定时定量，多服各种维生素和蛋白质，少摄取脂肪，哺乳前后要逐渐增加饮食。

（4）严重呕吐会导致体液失衡，代谢紊乱，可配合静脉输液。

22

腹泻

腹泻是一种胃肠疾病的常见症状，临床乏力主要表现为排便次数增多，便质稀薄，水样或带有脓血，可兼见腹鸣、腹痛、食少、神疲及脱水症状等。小儿严重腹泻必须进入医院输液治疗，及时纠正脱水症状，否则会有生命危险。

● 按摩取穴

经穴：内庭、大都、公孙、隐白、太白、商丘

奇穴：6号穴、9号穴、10号穴、19号穴、27号穴

有效反射区

腹腔神经丛　头部（大脑）　腹腔神经丛

脑垂体
胃

肝脏
横结肠
小肠
升结肠

脾
横结肠
小肠

十二指肠

降结肠
直肠

上身淋巴结
下身淋巴结

反射区

头部（大脑）、脑垂体、肝脏、脾、胃、直肠、降结肠、横结肠、升结肠、腹腔神经丛、十二指肠、小肠、上身淋巴结、下身淋巴结

● 足浴治疗腹泻的配方

白扁豆、车前草各150克。水煎浴足，每日2~3次，连续3天，1天1剂，有止泻作用，用于清热利湿。

操作手法与步骤

内庭

按揉内庭、大都、公孙、隐白、太白、商丘、6号穴、9号穴、19号穴、27号穴、10号穴等穴，各1~2分钟。

1

拇指关节刮法

用拇指指端点法、食指指间关节点法、拇指关节刮法、按法、食指关节刮法、双指关节刮法、拳刮法、拇指推法、擦法、拍法等手法作用于相应反射区，各操作3~5分钟，以局部酸痛为佳。

2

擦足底正中线及内外踝等部位。

3

兼可具体加用对症穴区，急性腹泻宜用快重手法，慢性腹泻则宜用持续柔和的手法。

4

注意事项

（1）在按摩过程中要注意保养，摄取食物要定时、定量，不吃不洁的食物。注意保护腹部，不要着凉。

（2）按摩治疗对本病有效，但不排除其他疗法，特别是有感染因素的病症，可同时服用抗生素等类药物治疗，如出现脱水或中毒，应及时静脉输液治疗。

便秘

　　便秘属于大肠传导功能失常，粪便不能及时排出所形成的症状。表现为大便闭结不通，排便间隔时间延长，或虽有便意但排便困难。在长期紧张工作、用脑过度的人及老年人易出现。对长期便秘者进行身体检查，可见其直肠及肛门附近有粪石存在。

● 按摩取穴

　　经穴：解溪、太白、涌泉、大钟、三阴交、内庭、大都、商丘

　　奇穴：炉底三针

有效反射区

反射区

头部（大脑）、肾上腺、肾脏、输尿管、膀胱、胃、十二指肠、小肠、直肠、肛门、腹腔神经丛、横结肠、降结肠、脾、胰、上身淋巴结、下身淋巴结

● 足浴治疗便秘的配方

用花椒、生姜、盐、醋、小茴香等浴足并按摩，对功能性便秘有较好的防治效果。

操作手法与步骤

解溪

按揉足部足底涌泉穴2分钟；点按解溪、太白、内庭、大都、商丘、大钟、三阴交、炉底三针各1~2分钟。

1

拇指指端点法

用拇指指端点法、食指指间关节点法、拇指关节刮法、按法、食指关节刮法、双指关节刮法、拳刮法、拇指推法、擦法、拍法等手法作用于相应反射区，各操作3~5分钟，以局部酸痛为佳。

2

擦足心，拔摇各趾。

3

老年患者宜手法柔和持续，多操作肾反射区等区域。

4

注意事项

导致便秘主要有三个原因：

（1）饮食结构不合理。偏爱吃蛋白质含量高和辛辣的食物，高蛋白食物在肠道中运行的速度缓慢，并且能滋生很多有害物质。

（2）年老体弱。老年人体质下降，胃肠运动能力同样下降，加上肛周肌肉力量下降，因此老年人大多便秘。

（3）过度消瘦的女性。有些女性为了苗条，对油脂退避三舍，殊不知适量的脂肪摄入对身体是很必要的，如果脂肪摄入量过少就会导致大便干燥。

24

消化不良

　　消化不良是由于外感病邪或食物因素及饮食过度影响肠胃的消化功能而引起的。消化不良通常表现为断断续续地有上腹部不适或疼痛、饱胀、胃灼热、嗳气、腹泻等现象发生。本症患者常因胸闷、早饱感、肚子胀等不适而不愿进食或尽量少进食，夜里也不易安睡，睡后常有噩梦。

● 按摩取穴

　　经穴：内庭、解溪、公孙、商丘、冲阳、大都、太白

　　奇穴：里内庭、6 号穴

有效反射区

反射区

头部（大脑）、肾上腺、肾脏、胃、小肠、十二指肠、降结肠、横结肠、升结肠、肝脏、胆囊、脾、甲状腺、上身淋巴结、下身淋巴结

● 足浴治疗小儿消化不良的配方

吴茱萸、桔梗、水煎取汁1000毫升，足浴治疗小儿水泻和消化不良。

操作手法与步骤

内庭

点揉内庭、解溪、公孙，揉商丘、冲阳、大都、太白、里内庭、6号穴，各1~2分钟。

1

拇指推法

用拇指指端点法、食指指间关节点法、拇指关节刮法、按法、食指关节刮法、双指关节刮法、拳刮法、拇指推法、擦法、拍法等手法作用于相应反射区，各操作3~5分钟，以局部酸痛为佳。

2

擦足底正中线。

3

按摩手法宜中度柔和，持续时间长些。还可根据具体情况加选对症穴区。

4

注意事项

（1）按摩的手法应该轻重相宜，不要让孩子觉得不舒服。

（2）每天按摩5~10分钟即可，坚持3个月以上效果较好。

（3）按摩时室内温度应该在22℃以上，避免孩子着凉。

（4）本手法不宜在空腹时或饭后进行。

慢性胃炎

　　慢性胃炎是由于长期受到伤害性刺激、反复摩擦损伤、饮食无规律、情绪不佳等引起的一种胃黏膜炎性病变。此病病程较长，症状持续或反复发作，通常表现为食欲减退，上腹部不适或隐痛，嗳气、吞酸、口苦、便秘、恶心、呕吐等。

● 按摩取穴

　　经穴：内庭、大都、太白、公孙、解溪、隐白

　　奇穴：平痛、6 号穴、10 号穴、19 号穴

有效反射区

小脑及脑干　头部（大脑）　小脑及脑干
甲状旁腺
腹腔神经丛
肾上腺　胃　肾上腺　腹腔神经丛
肝脏　肾脏
胆囊　心脏
十二指肠
输尿管
膀胱
肛门　直肠

上身淋巴结
下身淋巴结

反射区

头部(大脑)、小脑及脑干、肾上腺、肾脏、输尿管、膀胱、胃、十二指肠、腹腔神经丛、直肠、肛门、心脏、肝脏、胆囊、甲状旁腺、上身淋巴结、下身淋巴结

● 足浴治疗慢性胃炎的配方

　　1. 生姜30克，木瓜500克，米醋500毫升，芍药50克。将上述药材处理后加水少许，煎煮至沸腾，待温热后，泡洗双脚30分钟，每日1次。

　　2. 党参40克，白术20克，苍术30克。上述药物加水1000毫升，煎煮至沸腾，待温热后，泡洗双脚30分钟，每日1次，10天为1个疗程。

　　3. 干姜30克、番泻叶20克。将上药加清水适量，水煎取汁，倒入脚盆中，待温时足浴，每次30分钟，每日2次，连续5天为1个疗程。

操作手法与步骤

点按内庭、大都、太白、公孙、解溪、隐白、平痛、6号穴、10号穴、19号穴等穴，各2分钟。

隐白

1

用拇指指端点法、食指指间关节点法、拇指关节刮法、按法、食指关节刮法、双指关节刮法、拳刮法、拇指推法、擦法、拍法等手法作用于相应反射区，各操作3~5分钟，以局部酸痛为佳。

拳刮法

2

擦足底正中线。

3

按摩手法宜中度柔和，持续时间长些。还可根据具体情况加选对症穴区。

4

注意事项

（1）注意要吃有营养的食物，多吃高蛋白及高维生素的食物，保证各种营养充足，防止贫血。
（2）当口服抗生素治疗某种炎症疾病时，应同时饮用酸性物质。

第五章　消化系统疾病的足部保健按摩疗法

26

153

(27) 慢性肠炎

　　该病患者大便次数增多，粪便稀薄，甚至为水样或白冻便，还表现为面色不华，精神不振，少气懒言，四肢乏力，喜温怕冷。如在急性炎症期，除发热外，可见失水、休克、出血等。常见黎明前腹痛、腹鸣即泻，泻后则安，并有长期反复发作的趋势。

● 按摩取穴

　　经穴：解溪、冲阳、内庭、隐白、大都、太白、公孙、商丘

　　奇穴：平痛、6 号穴、10 号穴、19 号穴

有效反射区

反射区

头部（大脑）、脑垂体、肝脏、脾、胃、直肠、降结肠、横结肠、升结肠、腹腔神经丛、十二指肠、小肠、上身淋巴结、下身淋巴结

● 足浴治疗慢性肠炎的配方

　　桂枝20克，麻黄、羌活、独活各15克，红花、细辛、艾叶各10克。加清水适量浸泡5～10分钟。

图中标注：腹腔神经丛、头部（大脑）、腹腔神经丛、脑垂体、胃、肝脏、脾、横结肠、横结肠、十二指肠、小肠、小肠、升结肠、降结肠、直肠、上身淋巴结、下身淋巴结

手足对症按摩全书

操作手法与步骤

大都

按揉内庭、大都、公孙、解溪、冲阳、太白、商丘、隐白、10号穴、19号穴、平痛、6号穴，各1~2分钟。

1

拳刮法

用拇指指端点法、食指指间关节点法、拇指关节刮法、按法、食指关节刮法、双指关节刮法、拳刮法、拇指推法、擦法、拍法等手法作用于相应反射区，各操作3~5分钟，以局部酸痛为佳。

2

重擦足心正中线。

3

手法宜温煦柔和，不能用力过大。

4

注意事项

（1）注意休息和营养，多吃易消化的食物，如米汤蔬菜，如果腹寒、腹痛、腹泻，也可以喝姜汤，调和胃气。同时忌食辛辣和油腻的食物。

（2）在有条件的情况下，可配合红外线、拔罐、针灸、气功等疗法，以提高疗效。此外要保持心情舒畅，避免强烈刺激，要树立战胜疾病的信心。

第五章 消化系统疾病的足部保健按摩疗法

27

胃下垂

　　胃下垂是胃体下降至生理最低线以下的位置。多因长期饮食失节，或劳累过度，致使中气下降，升降失常所致。中医认为本病多由脾胃虚弱，中气下陷所致。临床主要表现为消瘦、乏力、纳少、脘腹胀闷不适、食后胀痛更甚等消化不良症状。

● 按摩取穴

　　经穴：冲阳、商丘、内庭、隐白、太冲

　　奇穴：8号穴、10号穴、19号穴

有效反射区

反射区

头部（大脑）、胃、十二指肠、肾脏、肾上腺、输尿管、膀胱、肺、脾、腹腔神经丛、甲状腺、小肠、横结肠、降结肠、升结肠、直肠、肛门、上身淋巴结、下身淋巴结

● 足浴治疗胃下垂的配方

　　艾叶、附子、炒白术各20克，枳壳10克，升麻5克。此药加清水1000毫升，煎沸10分钟后，将药液倒入脚盆内待温浸泡双足30分钟，每日1次。

操作手法与步骤

冲阳

持续按揉冲阳、商丘、内庭、隐白、太冲、8号穴、10号穴、19号穴等穴，各2分钟。

1

双指关节刮法

用拇指指端点法、食指指间关节点法、拇指关节刮法、按法、食指关节刮法、双指关节刮法、拳刮法、拇指推法、擦法、拍法等手法作用于相应反射区，各操作3～5分钟，以局部酸痛为佳。

2

自足跟中点向足前端，沿足底正中线及内外侧缘重推，擦足心。

3

按摩手法宜和缓持续，结合情况可与健脾固肾益气的穴区配合。

4

注意事项

（1）患者多数体质较弱，因此要从改善身体素质入手。例如平时应积极参加体育锻炼。

（2）避免暴饮暴食，要选择营养丰富的食物，容易消化，高能量高蛋白高脂肪食品要适当多于蔬菜水果，另外要减少食量，但要增加餐数，以减轻胃的负担。

（3）不宜久站和剧烈跳跃，饭后宜半平卧半个小时。

第五章 消化系统疾病的足部保健按摩疗法

28

157

痢疾

　　痢疾是一种由痢疾杆菌所引起的肠道传染病。本病一年四季均可发生，但以夏秋季多见。中医认为本病多由湿热或疫毒所致。以腹痛、里急后重、泻下脓血、便下痢赤白脓血为其临床主要症状。并伴有发热、厌食、肛门灼热、尿短赤等表现。

● 按摩取穴

　　经穴：内庭、太白、公孙、大都、商丘

　　奇穴：6号穴、9号穴、炉底三针

有效反射区

反射区

头部（大脑）、脾、胃、小肠、十二指肠、肾脏、肾上腺、输尿管、膀胱、肺、腹腔神经丛、横结肠、降结肠、升结肠、直肠、肛门、上身淋巴结

● 足浴治疗小儿痢疾的配方

　　1. 取鲜马齿苋500克，苦参50克，水煎足浴，早晚各1次，连续1~2周。
　　2. 苦参15克、黄连10克、马齿苋15克、木香10克，水煎浸足，每日3次。

操作手法与步骤

持续点按内庭、太白、公孙、大都、商丘、6号穴、9号穴、炉底三针，各1~2分钟。

内庭

用拇指指端点法、食指指间关节点法、拇指关节刮法、按法、食指关节刮法、双指关节刮法、拳刮法、拇指推法、擦法、拍法等手法作用于相应反射区，各操作3~5分钟，以局部酸痛为佳。

拇指推法

1

2

推擦足底，自足跟中点沿足部内外侧推至大、小趾端侧。

据情况可加用其他消化泌尿器官反应区及相应穴位。

3

4

注意事项

（1）儿童的碗杯等用具要进行消毒，衣服和被褥也要勤洗勤换，家长也要勤洗手，避免交叉感染。

（2）室内要保持干净清爽，给孩子提供良好的休息条件。

（3）多喝水，尽量是温开水、果汁等。

（4）及时补充营养和维生素，避免食用冷食冷饮，增加胃肠的负担。

29

本章看点

● 泌尿感染

泌尿系统疾病要防止复发和再感染

● 慢性肾炎

慢性肾炎患者病情恶化，可导致尿毒症发生

● 前列腺炎

患此病者除积极就医外，还应放松心情，调节生活

● 阳痿

阳痿非致命性疾病，患者要放松心情，积极治疗

● 遗精

遗精是正常生理现象，一般来说不是病

第六章
泌尿生殖系统疾病的
足部保健按摩疗法

　　泌尿生殖系统对维持人体正常生理功能有着非常重要的作用，由于受到病菌、病毒、微生物等病原体的感染或侵害而引发的一系列疾病统称为泌尿生殖系统疾病。常见的有泌尿感染、慢性肾炎、前列腺炎、阳痿、遗精等，本章主要介绍如何预防和治疗泌尿生殖系统的足部保健按摩知识。

泌尿感染

　　泌尿感染是由于细菌逆行感染尿道、膀胱、输尿管引起的一种疾病，以腰痛、尿频、尿急、尿痛为临床特点。还伴随有畏寒、发热、乏力身痛、呕吐恶心、腹部胀痛、尿液混浊、血尿等症状。临床治疗多为选用适宜抗菌药，强调预防复发和再感染。

● 按摩取穴

　　经穴：行间、太溪、涌泉、大钟、水泉、照海

　　奇穴：14号穴、肾区、膀胱区

有效反射区

头部（大脑）
肺及支气管
肾上腺
肝脏
脑垂体
胃
肾脏
肾上腺
肺及支气管
心脏
输尿管
膀胱

耳部区（平衡器）
上身淋巴结
下身淋巴结

反射区

头部(大脑)、脑垂体、肾上腺、肾脏、输尿管、膀胱、胃、心脏、肝脏、肺及支气管、耳部区（平衡器官）、上身淋巴结、下身淋巴结

●足浴治疗泌尿感染的配方

　　丹参、鸡血藤、穿山甲、车前草、吴茱萸、黄连、大黄、肉桂、西洋参、泽兰、五不留行、猪苓等各适量。温水沐足时，先饮水一杯，后水煎取汁倒入足浴盆中，水温以42℃～50℃之间为宜，浸泡搓洗足部25分钟左右即可，额头背部发汗为正常现象，按摩效果更佳。

操作手法与步骤

点揉行间、太溪、涌泉、大钟、水泉、照海、14号穴、肾区、膀胱区，各2～3分钟。

行间

1

用拇指指端点法、食指指间关节点法、拇指关节刮法、按法、食指关节刮法、双指关节刮法、拳刮法、拇指推法、擦法、拍法等手法作用于相应反射区，各操作3～5分钟，以局部酸痛为佳。

拳刮法

2

踩足跟、足心，擦足中线。

3

按摩手法深透又不伤局部，特别重点作用于脚底泌尿生殖系统反应区。

4

注意事项

（1）大量饮水。泌尿感染患者每天饮水量要达1500毫升以上，大量饮水可使尿量增多，冲刷尿路细菌。

（2）清淡饮食。患者饮食应保持清淡，少吃油腻及刺激性强的食物，不要饮酒，尤其是烈性酒。

（3）局部清洁。保持会阴部清洁，并且在清洗时，应避免使用刺激性肥皂、泡沫剂等。

（4）衣着适当。避免穿过紧的衣裤。

30

慢性肾炎

慢性肾炎是由于多种病因引起的原发于肾小球的一种免疫性、炎症性疾病。主要症状为水肿和腰痛，轻者仅出现在眼睑和踝部，重者可遍及全身，并有腰部酸痛、尿短少、乏力等症状。如病情持续发展，肾功能将急剧恶化，而导致尿毒症的发生。

● 按摩取穴

经穴：陷谷、太溪、然谷、涌泉、水泉、行间、蠡沟

奇穴：炉底三针、肾区

有效反射区

肺及支气管　头部（大脑）　肺及支气管
脑垂体
胃
肾上腺　　　肾上腺
肾脏
心脏
小肠　　　　　　小肠
输尿管
膀胱

胸部淋巴结　　胸部淋巴结
耳部区（平衡器）
上身淋巴结
下身淋巴结

反射区

头部(大脑)、脑垂体、肾上腺、肾脏、心脏、肺及支气管、胃、小肠、输尿管、膀胱、耳部区（平衡器官）、胸部淋巴结、上身淋巴结、下身淋巴结

● 足浴治疗慢性肾炎的配方

麻黄、桂枝、川芎、大黄、黄芪、丹参、枸杞子、连翘、苦参、白花蛇舌草、桑寄生各20克，将以上药材装入纱布袋中，用热水浸泡，待水温至40℃时，患者将双足脚踝浸入水中，适应后，不断加入热水，至患者出汗，全过程30~40分钟，汗后静卧。每日1次，4周为1个疗程。

操作手法与步骤

陷谷

持续点揉陷谷、太溪、然谷、水泉、行间、蠡沟、涌泉、炉底三针、肾区等穴，各2分钟左右。

双指关节刮法

用拇指指端点法、食指指间关节点法、拇指关节刮法、按法、食指关节刮法、双指关节刮法、拳刮法、拇指推法、擦法、拍法等手法作用于相应反射区，各操作3～5分钟，以局部酸痛为佳。

1

2

3

推擦足心，推足内外踝部位。

4

手法宜持续，用力适中。亦可根据具体情况，配加对症穴区。

注意事项

患者的生活要有规律，不要过度劳累，要保持充足睡眠，精神愉快，避免风寒，避免房事，戒烟戒酒；饮食要有营养，食物类可食用红豆粥，肉类可食用牛肉、猪肉、鲤鱼等，蔬菜宜吃冬瓜等，忌食油脂、肥肉、海鲜等食物。

31

前列腺炎

　　前列腺炎多是由于邻近之细菌感染累及前列腺造成的。常可见于尿急、尿频、尿时会阴部疼痛、尿后余尿不尽、尿白浊如淋浆，并有炎性分泌物从尿道排出，及神疲乏力、腰膝怕冷等症状。经常伴有急性膀胱炎等。

● 按摩取穴

　　经穴：涌泉、然谷、太溪、三阴交、行间

　　奇穴：14号穴

有效反射区

反射区

头部（大脑）、脑垂体、腹腔神经丛、胆、肝脏、生殖腺、甲状旁腺、肾上腺、肾脏、输尿管、膀胱、下身淋巴结

● 足浴治疗前列腺炎的配方

　　丹参、鸡血藤、穿山甲、浙贝母、吴茱萸、黄连、大黄、肉桂、西洋参、泽兰、五不留行、猪苓等。温水沐足时，先饮水一杯，后水煎取汁倒入足浴盆中，水温以42℃～50℃之间为宜，浸泡搓洗足部25分钟左右即可，额头背部发汗为正常现象，按摩效果更佳。

操作手法与步骤

行间

揉按涌泉、然谷、太溪、行间、三阴交、14号穴等穴，各2分钟。

1

食指关节刮法

用拇指指端点法、食指指间关节点法、拇指关节刮法、按法、食指关节刮法、双指关节刮法、拳刮法、拇指推法、擦法、拍法等手法作用于相应反射区，各操作3～5分钟，以局部酸痛为佳。

2

推擦足心及足内侧。

3

并可根据具体情况加配相应穴区。按摩手法宜持续，力量适中。

4

注意事项

（1）按摩时手法要轻重适度，忌用重力和反复按摩，以免引起疼痛和组织损伤。
（2）急性前列腺炎患者不能按摩。
（3）前列腺按摩时应注意前列腺液的性状，有条件时应进行镜检和相关检查。
（4）忌频繁按摩，两次按摩应有一段时间间隔。
（5）如按摩时发现前列腺压痛明显或质地坚硬、出现硬节等情况，应做进一步检查。

③ 阳痿

阳痿是指男性阴茎始终不能勃起，或者勃起无力，硬而不坚。多因阴茎、睾丸、会阴部器质性病变，神经衰弱，以及大脑皮层机能紊乱等引起，也可见于性生活时，男子由于过度紧张亢奋所致，严重者还会影响生育。

● 按摩取穴

经穴：涌泉、太溪、太冲、公孙、三阴交、解溪、陷谷

有效反射区

反射区

头部（大脑）、脑垂体、肾上腺、肾脏、生殖腺、输尿管、膀胱、心脏、肝脏、脾、肺及支气管、甲状腺、下身淋巴结

● 足浴治疗阳痿的配方

巴戟天、淫羊藿、金樱子、葫芦巴各20克，阳起石25克，柴胡15克。将阳起石先煎30分钟，去渣加入其余药物煮30分钟，取汁加入温水用蒸汽足浴盆浸泡双足30分钟，每日2次。

操作手法与步骤

点揉涌泉、太溪、太冲、公孙、解溪、陷谷、三阴交等穴，各2~3分钟。

三阴交

持续用拇指指端点法、食指指间关节点法、拇指关节刮法、按法、食指关节刮法、双指关节刮法、拳刮法、拇指推法、擦法、拍法等手法作用于相应反射区，各操作3~5分钟，以局部酸痛为佳。

拇指推法

1

2

掐揉足大趾，擦足正中线。

在按摩时还可根据症状加按肾俞、关元、命门等穴。

3

4

注意事项

　　按摩时要保持阴部皮肤的清洁，阴部有炎症或皮肤病者，应治疗后再做按摩治疗。患者应在身心放松的情况下按摩，每日1次，手法应轻柔，不宜用力过猛，否则效果不佳。

34 遗精

遗精是指不因性生活而精液遗泄的病症。多是因为神经衰弱、劳伤心脾，或者性交过频、肾虚不固，以及色欲过度等所致。经常伴有头晕、神疲乏力、腰酸腿软、多梦、盗汗、烦热等症状。根据临床又可分为生理性遗精和病理性遗精两种。

● 按摩取穴

经穴：太冲、太溪、然谷、公孙、至阴、中封、三阴交

有效反射区

腹腔神经丛　头部（大脑）　腹腔神经丛

脑垂体

肾上腺　肾上腺

心脏

甲状腺

肾脏

输尿管

膀胱

生殖腺

阴茎

前列腺

反射区

头部（大脑）、脑垂体、腹腔神经丛、肾脏、输尿管、膀胱、肾上腺、甲状腺、心脏、生殖腺、前列腺、阴茎

● 足浴治疗遗精的配方

仙鹤草40克、黄芩10克、丹皮10克、芡实30克、女贞子30克、狗脊15克、桑葚30克、知母12克、黄柏12克。每晚睡前浴足30分钟。

操作手法与步骤

中封

持续点揉太冲、太溪、然谷、公孙、至阴、中封、三阴交等穴，各2分钟。

拇指指端点法

持续用拇指指端点法、食指指间关节点法、拇指关节刮法、按法、食指关节刮法、双指关节刮法、拳刮法、拇指推法、擦法、拍法等手法作用于相应反射区，各操作3～5分钟，以局部酸痛为佳。

1

2

擦足底，推足跟，捻大趾。

3

此症按摩手法宜持续中度，具体可视情况加按肾俞、关元、气海等相关穴位。

4

注意事项

（1）消除恐慌、紧张、焦虑的心情，培养开朗、乐观、冷静的性格。

（2）注意生活起居，衣服应穿宽松些，夜间不要过饱进食，睡前用温水洗脚，被褥不宜过重，养成侧卧睡眠的好习惯。

（3）不要认为遗精是羞耻的事而感到不好意思，遗精后要注意外生殖器的清洁，勤洗换内裤，预防尿道炎。

34

本章看点

● **三叉神痛经**
  三叉神痛经多见于中老年女性，发作时间短暂，亦可持续数个小时

● **面神经麻痹**
  面神经麻痹一般症状是口眼歪斜，应坚持采用中医传统疗法

● **神经衰弱**
  过度疲劳或情绪不稳都容易导致神经衰弱

● **失眠**
  适当的足底按摩和足浴有助于睡眠

● **关节炎**
  关节炎患者人数呈逐年增长的态势，应引起足够的重视

第七章
神经系统疾病的足部
保健按摩疗法

　　神经系统疾病是指发生于中枢神经系统、周围神经系统、自主神经系统的以感觉、运动、意识、自主神经功能障碍为主要表现的疾病，又称神经病。而神经病对身体的危害是极大的，使身体不能进行正常的生长、发育、生殖，不能进行正常的新陈代谢活动。本章主要针对神经系统疾病介绍一些相关的足部保健按摩疗法和足浴小知识。

(35) 三叉神痛经

三叉神痛经多见于中老年女性，症状通常表现为突然在一侧面部或额部，发生刀割样、烧灼样、针凿样或搏动性剧烈疼痛。发作时间短暂，亦可持续数个小时，可因说话、打呵欠等动作引起。进入睡眠后，次日恢复正常。同时发作时还可伴有同侧面肌抽搐、面部潮红、流泪和流涎，故又称痛性抽搐。

● 按摩取穴

经穴：内庭、太冲、行间、冲阳、申脉

奇穴：2号穴

有效反射区

三叉神经　头部（大脑）　三叉神经

小脑及脑干　　　　　　小脑及脑干

鼻

耳　　　　　　　　　　耳

眼　　眼

肺及支气管　　　　　肺及支气管

肾脏

输尿管

膀胱

上身淋巴结

反射区

头部(大脑)、小脑及脑干、三叉神经、肾脏、输尿管、膀胱、肺及支气管、鼻、眼、耳、上身淋巴结

● 足浴治疗三叉神痛经的配方

当归、川芎、穿山甲、延胡索、白芍、麻黄、川椒、细辛各10克，水煎取汁足浴，每日2次，每次10～30分钟，连续1周。

手足对症按摩全书

操作手法与步骤

重点揉内庭、太冲、行间、冲阳、申脉、2号穴等穴，各1分钟。

内庭

1

重点掐各趾蹼缘，重推足底各跖骨间隙及跖趾关节。

2

用拇指指端点法、食指指间关节点法、拇指关节刮法、按法、食指关节刮法、双指关节刮法、拳刮法、拇指推法、擦法、拍法等手法用于相应反射区，各操作3～5分钟，以局部胀痛为佳。

双指关节刮法

3

对女性患者应施以重手法，然后再用轻中度手法持续操作，不发病时亦应操作以起调节作用。

4

注意事项

（1）尽可能避免进行诱发疼痛的机械动作。
（2）吃软嫩、易嚼的食物，避免硬物刺激。
（3）用温水洗脸和刷牙，避免冷水刺激。
（4）保持乐观情绪，避免急躁、焦虑等情绪诱发疼痛。
（5）戒烟、酒，少吃辛辣食物。

35

面神经麻痹

面神经麻痹发病多见于男性，通常起病较急，很多时候都是患者醒后发现一侧面部表情肌瘫痪，外观麻木，额纹消失，不能作蹙额、皱眉、露齿、鼓颊等动作，口角向健侧歪斜，吹气漏气，漱口漏水，眼睑闭合不全，迎风流泪。吃饭时，食物易滞留于病侧齿颊之间。

● 按摩取穴

经穴：陷谷、厉兑、冲阳、行间、太冲

有效反射区

反射区

头部(大脑)、小脑及脑干、三叉神经、肾脏、输尿管、膀胱、肺及支气管、鼻、眼、耳、上身淋巴结、上颌、下颌

● 足浴治疗面神经麻痹的配方

生麻黄、五加皮、防风、蝉蜕、白附子各15克。以上药材加清水1000毫升，煎沸10分钟后，将药液倒入脚盆内，待温浸泡双足30分钟。冷则加热。每日1次，5次为1个疗程。

操作手法与步骤

点揉陷谷、厉兑、冲阳、行间、太冲等穴，各2~3分钟，厉兑可点掐。

陷谷

持续用拇指指端点法、食指指间关节点法、拇指关节刮法、按法、食指关节刮法、双指关节刮法、拳刮法、拇指推法、擦法、拍法等手法作用于相应反射区，各操作3~5分钟，以局部胀痛为佳。

拇指指端点法

1

2

捻推拔掐各趾。

此症按摩手法可由轻至重，再转轻反复操作。

3

4

注意事项

　　患者多为突然起病，难免会产生紧张、焦虑、恐惧的情绪，有的担心面容改变而羞于见人及治疗效果不好而留下后遗症，这时要根据患者不同的心理特征，耐心做好解释和安慰疏导工作，缓解其紧张情绪，使患者情绪稳定，身心处于最佳状态接受治疗及护理，以提高治疗效果。

36

㊲ 神经衰弱

神经衰弱是以神经过程中易于兴奋和疲劳为特点，并有情绪不稳定、睡眠障碍及自主神经功能紊乱等症状的一种神经系统疾病。主要表现为疲劳、头痛、腰痛、忧郁、失眠、食欲不振、记忆力减退等，且伴有健忘、心悸、纳少、早泄、阳痿、月经不调等现象。

● **按摩取穴**

经穴：厉兑、涌泉、太溪、三阴交、申脉、太冲

奇穴：8 号穴、3 号穴

有效反射区

反射区

头部（大脑）、小脑及脑干、脑垂体、肾上腺、肾脏、心脏、肝脏、脾、胃、膀胱、输尿管、小肠、直肠、升结肠、横结肠、降结肠、十二指肠、甲状旁腺、甲状腺、上身淋巴结、下身淋巴结

● 足浴治疗神经衰弱的配方

夜交藤60克，炒枣仁、合欢皮、柏子仁、丹参各15克。以上药材加清水1500毫升，煎沸10分钟，将药液倒入脚盆内，待温浸泡双足30分钟，每日1～2次。

操作手法与步骤

然谷

持续点揉厉兑、涌泉、申脉、太冲、太溪、三阴交、8号穴，3号穴等穴，各2分钟左右。

食指指间关节点法

持续用拇指指端点法、食指指间关节点法、拇指关节点法、按法、食指关节刮法、双指关节刮法、拳刮法、拇指推法、擦法、拍法等用于上述相应反射区，各操作3～5分钟，以局部胀痛为佳。

1

2

擦足心，捻掐各趾。

3

按摩手法宜和缓持续，视情况可加用相应穴区按摩。

4

注意事项

（1）忌喝咖啡、浓茶、酒。适当参加体育活动，不但有助于正常神经活动的恢复，而且能增强体质。

（2）体力劳动对本病患者十分有益，许多患者参加一定的体力劳动锻炼后，病情会好转或痊愈。

37

㊳ 失眠

　　失眠是指常不能获得正常睡眠的症状。其临床表现会有不同：或思虑纷杂，不易入睡；或睡眠程度不深，醒后反觉疲乏；或时睡时醒，醒后再难以入睡，甚至整夜不能入睡寐。造成失眠的原因有多种，如精神紧张、兴奋、抑郁、恐惧、压力过重、环境改变、噪音等。

● 按摩取穴

　　经穴：涌泉、太溪、太冲、三阴交、足窍阴

　　奇穴：3 号穴、失眠、心区、心包区

有效反射区

反射区

头部（大脑）、小脑及脑干、脑垂体、肾脏、肾上腺、膀胱、输尿管、腹腔神经丛、甲状旁腺、甲状腺、心脏、肝脏、脾、胃、小肠

● 足浴治疗失眠的配方

　　红花、川椒、荷叶各5克，放进开水中浸泡10余分钟后即可，供浸泡洗脚用。可安神定志，治疗各种类型失眠。

操作手法与步骤

太谷

重按涌泉，点揉太溪、太冲、三阴交、足窍阴、3号穴、失眠、心区、心包区等穴，各1~3分钟。

拳刮法

持续用拇指指端点法、食指指间关节点法、拇指关节刮法、按法、食指关节刮法、双指关节刮法、拳刮法、拇指推法、擦法、拍法等用于上述相应反射区，各操作3~5分钟，以局部胀痛为佳。

1

2

捻摇各趾，擦足正中线。

此症可安排在睡前按摩，按摩后即躺下休息。亦可根据情况增加相关穴区。

3

4

注意事项

　　床的硬度和枕头的高度应适中；生活有规律，定时上床，晚餐不宜过饱，睡前不饮茶和咖啡等刺激性饮料；以清淡而富含蛋白质、维生素的饮食为宜。

38

关节炎

关节炎泛指发生在人体关节及其周围组织的炎性疾病，可分为数十种。类风湿性关节炎是一种以周围小关节病变为主的全身性疾病。全身症状表现为发热、疲倦和体重减轻。局部症状，以手、腕、足等多关节呈对称性受累的临床表现最为突出。早期呈红、肿、热、痛和运动障碍；至晚期，关节变为强硬和畸形。

● **按摩取穴**

经穴：昆仑、太冲、申脉、解溪、三阴交、束骨

奇穴：足趾平、15号穴

有效反射区

头部（大脑）
脑垂体
肾上腺
甲状旁腺
肾上腺
肾脏
输尿管
膀胱

尾骨内侧
腰椎
颈椎
骶骨

反射区

头部（大脑）、脑垂体、甲状旁腺、肾上腺、肾脏、输尿管、膀胱、颈椎、腰椎、骶骨、尾骨内侧

⟨ 足浴治疗关节炎的配方 ⟩

水中放入1块如红枣大小的生姜，煮开。适用初起风寒感冒、风湿性关节炎、类风湿关节炎。

操作手法与步骤

解溪

点揉昆仑、申脉、解溪、三阴交、束骨、太冲、足趾平、15号穴等穴，各2~3分钟。

1

拇指推法

持续用拇指指端点法、食指指间关节点法、拇指关节刮法、按法、双指关节刮法、拳刮法、拇指推法、擦法、拍法等用于相应反射区，各操作3~5分钟，以局部胀痛为佳，重点在脊椎、肾反射区。

2

按揉足部各小关节至踝关节，重按足底侧背侧跖骨间隙，重推亦可，捻拔摇各趾及踝关节。

3

此病按摩手法宜轻巧灵活，若有其他症状也可配合选用相应穴区。

4

注意事项

（1）风湿性关节炎患者宜吃高蛋白、高热量、宜消化的食物。不宜吃辛辣刺激的食物，少食生、冷、硬的食物。

（2）急性风湿性关节炎或慢性风湿性关节炎急性发作时，应卧床休息2~3周，待炎症控制后，可逐渐恢复身体运动。

（3）风湿性关节炎患者如伴有细菌感染，应进行积极彻底的治疗。抗生素以青霉素为首选。

第七章 神经系统疾病的足部保健按摩疗法

39

本章看点

第八章
妇产科疾病的足部
保健按摩疗法

所谓妇产科疾病，是指由女性生殖系统出现异常所引起的疾病。女性所特有的月经、生育、妊娠等生理特征和偏冷的体质特征，都容易诱发相关妇科疾病的出现，如月经不调、痛经、子宫肌瘤等。因此，本章就针对女性在生活中常见的一些疾病进行足部保健按摩疗法的详细介绍，方便读者使用。

痛经是指妇女在经期或行经前后，出现周期性小腹疼痛、腰酸不适，或痛引腰骶，甚则剧痛昏厥。本病以青年女子较为多见，同时可见月经量少，或者经行不畅、经色紫暗有块、腰膝无力等症状。按照病因可分为原发性痛经和继发性痛经两种。

● 按摩取穴

经穴：涌泉、大敦、太冲、行间、水泉、三阴交、太溪、照海

奇穴：28号穴、平痛穴

有效反射区

反射区

头部（大脑）、脑垂体、肾上腺、肾脏、输尿管、膀胱、心脏、脾、生殖腺、子宫

● 足浴治疗痛经的配方

益母草30克、菊花15克、黄芩15克、夜交藤15克。水煎，去渣，混入温水用足浴盆浸泡双足30分钟，每日1次。

操作手法与步骤

水泉

用力点按涌泉、大敦、太冲、行间、三阴交、太溪、照海、水泉、28号穴等穴，各1~2分钟，掐点足底平痛穴。

1

食指指间关节点法刮法

持续用拇指指端点法、食指指间关节点法、拇指关节刮法、按法、拳刮法、拇指推法、擦法、拍法等用于相应反射区，各操作3~5分钟，以局部胀痛为佳，重点在生殖腺、子宫、肾反射区。

2

重点足跟，捻摇各指。

3

发病时的按摩手法应有力深透，平时可以适度手法操作以起到保健预防作用。

4

注意事项

（1）剧痛时应卧床休息，如出现面色苍白、肢冷出汗等症状，应立即平卧、保暖，必要时需到医院就诊。

（2）保持室内空气清新、流通，温度和湿度适宜。

（3）保持外阴部清洁。

（4）月经期间要避免激烈运动及过度劳累。

月经不调

月经不调是指月经周期或者月经量异常。其中月经周期提前7天以上，甚至一月两次，称为经早；月经周期推迟7天以上，甚至四五十天一潮，称为经迟；月经周期或提前或延后7天以上者，统称为经乱。

● 按摩取穴

经穴：三阴交、太溪、太冲、行间、然谷、照海、足临泣、水泉

奇穴：八风

有效反射区

反射区

肾脏、肾上腺、输尿管、膀胱、脑垂体、甲状腺、生殖腺、子宫、腹腔神经丛、腰椎、骶骨

● 足浴治疗月经不调的配方

红花40克，艾叶40克，分十等份，用开水泡开后泡脚。每日1次，10次为1个周期。

操作手法与步骤

八风

点揉三阴交、太溪、太冲、行间、然谷、照海、足临泣、水泉等穴，各1~3分钟，点掐八风。

食指关节刮法

持续用拇指指端点法、食指指间关节点法、拇指关节刮法、按法、食指关节刮法、双指关节刮法、拳刮法、拇指推法、擦法、拍法等作用于相应反射区，各操作3~5分钟，以局部胀痛为佳。

1

2

擦足心、足跟。

3

患此病者，按摩手法宜中度而持续，如有持续月经不调的现象，应做进一步检查。

4

注意事项

（1）平时缓解精神压力，可从事一些全身运动，如游泳。经期要防寒避湿，避免淋雨、凉水、游泳、喝冷饮等。尤其要防止下半身受凉，注意保暖。

（2）过度节食，嗜烟酗酒也会引起月经不调，要保持健康习惯，规律生活。

倒经

在行经前1~11天，或正值经期，出现规律性的衄血，甚则口中吐血者，称倒经，又叫做经行吐衄。表现为除阴道流血外，鼻子（或口腔）也会流少量的血，持续天数不等，多发于月经来潮前1~2天或行经期间，且像月经来潮似的具有周期性。

● 按摩取穴

经穴：内庭、昆仑、至阴、三阴交、隐白、足通谷，太冲、中都

奇穴：再生、膀胱区

有效反射区

反射区

肾脏、肾上腺、输尿管、膀胱、脑垂体、甲状腺、生殖腺、子宫、腹腔神经丛、腰椎、骶骨

● 足浴治疗倒经的配方

益母草、香附、乳香、没药、夏枯草各20克。将以上药材择净，放入药罐中，加入清水适量，浸泡5~10分钟后，水煎取汁，放入浴盆中，待温度适宜时洗浴并足浴。

操作手法与步骤

持续点揉内庭、昆仑、三阴交、隐白、太冲、中都、足通谷、至阴、再生、膀胱区等穴，各1~3分钟。

至阴

持续用拇指指端点法、食指指间关节点法、拇指关节刮法、按法、食指关节刮法、双指关节刮法、拳刮法、拇指推法、擦法、拍法等用于相应反射区，各操作3~5分钟，以局部胀痛为佳。

拇指关节刮法

1

2

患病期间，可经常用湿热毛巾擦足。

3

患此病者，按摩手法宜迅速深透，平时无病时按摩也可起到防治调整的目的。

4

注意事项

患有倒经的女性，生活要有规律，要劳逸结合，放松情绪，要保持心情愉快，在经期要避免剧烈运动和精神刺激。多吃蔬菜、水果和富含维生素的食物。忌食辛辣等刺激性强的食物。经常倒经的女性，最好到医院检查。若是子宫出现异位症，那么还应该进行进一步的治疗。

第八章 妇产科疾病的足部保健按摩疗法

42

43 经行头痛

经行头痛是指每逢经期，或行经前后，出现以头痛为主症的现象，可兼见头晕、目眩、心悸乏力或口苦心烦、小腹疼痛等症状。多见于育龄期妇女，亦可见于更年期尚未绝经者。本病治疗后效果较好，对顽固性头痛者要排除头部器质性病变。

● 按摩取穴

经穴：涌泉、解溪、太冲、三阴交、昆仑、申脉、金门、京骨、束骨、足通谷、足临泣、地五会、足窍阴、侠溪、行间

奇穴：24号穴、25号穴、26号穴

有效反射区

腹腔神经丛　头部（大脑）　腹腔神经丛

脑垂体

子宫

肝脏　甲状腺　心脏

肾脏　脾

下腹部

输尿管

膀胱

反射区
头部（大脑）、脑垂体、肾脏、输尿管、膀胱、心脏、肝脏、脾、下腹部、子宫、甲状腺、腹腔神经丛

● 足浴治疗经行头痛的配方

磁石、石决明、党参、黄芪、当归、桑枝、枳壳、蔓荆子、白蒺藜、白芍、炒杜仲、牛膝各10克，独活20克。将上述药材水煎取汁1500毫升，加入温水用蒸汽足浴盆浸泡双脚，每日1次。

操作手法与步骤

太冲

按揉涌泉、解溪、太冲、三阴交、昆仑、申脉、金门、京骨、束骨、足通谷、足临泣、地五会、足窍阴、侠溪、行间、24号穴、25号穴、26号穴，各2分钟左右。

拇指关节刮法

持续用拇指指端点法、食指指间关节点法、拇指关节刮法、按法、食指关节刮法、双指关节刮法、拳刮法、拇指推法、擦法、拍法等作用于相应反射区，各操作3～5分钟，以局部胀痛为佳。

1

2

摇拔各趾，擦足心及足跟。

发病时按摩手法宜有力深透，平时则应适中。

3

4

注意事项

（1）如果有顽固性头痛并伴有恶心呕吐，特别是经期后持续头痛就应该进一步检查。

（2）情绪抑郁急躁、发怒都可诱发或加重本病。因此，平时应注意调节情绪，保持乐观。这样可防止肝火旺引起的头痛。

经行乳胀

经行乳胀是指妇女每到行经前或正值经期、经后，出现乳房肿胀，或乳头发痒疼痛，甚则不能触衣的症状。同时多伴有胸肋胀闷，喜叹息，或目涩，咽干口燥，五心烦热的症状，是性成熟女性的常见病。经行乳胀往往在月经来临前3~7天发生。

● 按摩取穴

经穴：涌泉、行间、太冲、中都、三阴交

有效反射区

反射区

头部（大脑）、脑垂体、肾上腺、肾脏、胸（乳房）、颈、心脏、肝脏、胆囊、生殖腺、上身淋巴结

◀●▶ 足浴治疗经行乳胀的配方

夏枯草、淡竹叶各30克。将以上药材择净，放入药罐中，加入清水适量，浸泡5~10分钟后，水煎取汁，放入浴盆中，先熏双足心，待温度适宜时再洗浴双足。

操作手法与步骤

点按涌泉、行间、太冲、中都、三阴交，各2~3分钟。

行间

持续用拇指指端点法、食指指间关节点法、拇指关节刮法、按法、食指关节刮法、双指关节刮法、拳刮法、拇指推法、擦法、拍法等作用于相应反射区，各操作3~5分钟，以局部胀痛为佳。

拇指推法

1

2

在按摩操作中，可配合加用头部、胸部的相应穴区，亦可配合进行深呼吸、扩胸等动作。

3

按摩手法应由轻至重，自我活动幅度亦由小到大。

4

注意事项

（1）保持心情舒畅，情绪乐观，并注意充分休息。

（2）注意乳房保护，选择合适的文胸，并积极治疗乳房疾病，进行乳房保健按摩。

（3）饮食和生活有规律，多吃具有行气通经的食物，如橘子、丝瓜、荔枝、山药等，忌食刺激性食物。

44

带下病

带下病是指女子带下量明显增多，色、质、臭气异常；或伴小便不利，两足附肿；或伴腰酸怕冷，腹痛便干等症状，临床上以白带、青带、黄带为常见。在经期前后、妊娠期间带下均可增多，这是正常生理现象。

● 按摩取穴

经穴：照海、三阴交、行间、蠡沟

有效反射区

头部（大脑）

脑垂体

肾上腺　　　　　肾上腺

胃

小肠　　　　　肾脏　　　　　小肠

输尿管

膀胱

生殖腺　　　生殖腺

子宫

输卵管卵巢

反射区

头部（大脑）、脑垂体、肾上腺、肾脏、生殖腺、输卵管卵巢、子宫、胃、小肠、输尿管、膀胱

● 足浴治疗带下病的配方

石榴花30克。将上药择净，放入药罐中，加入清水适量，浸泡5~10分钟后，水煎取汁，放入浴盆中，先熏蒸会阴部，待温度适宜时坐浴并足浴。

操作手法与步骤

三阴交

持续点揉照海、三阴交、行间、蠡沟两穴，各3分钟。

1

拇指推法

持续用拇指指端点法、食指指间关节点法、拇指关节刮法、按法、食指关节刮法、双指关节刮法、拳刮法、拇指推法、擦法、拍法等手法作用于相应反射区，各操作3～5分钟，以局部胀痛为佳。

2

重擦足心，拔摇各趾。

3

按摩手法宜持续，用力适中，如有相应症状也可加穴区调治。

4

注意事项

（1）平时应积极参加体育锻炼，增强体质，下腹部要注意保暖。

（2）饮食要有节制，避免伤及脾胃。

（3）经期禁止游泳，防止病菌上行感染。洗澡提倡以淋浴方式进行，如厕方式改为蹲式，以防止交叉感染。

第八章 妇产科疾病的足部保健按摩疗法

45

197

46 胎动不安

胎动不安又称胎漏。临床常见妊娠期阴道少量出血，持续时间数日或数周，时下时上。也可表现为妊娠期仅有腰酸腹痛，或下腹坠胀，或伴有阴道少量出血的症状，经过治疗及休息，如胎儿存活，一般仍可继续妊娠。

● 按摩取穴

经穴：涌泉、太溪、至阴、照海

有效反射区

头部（大脑）
脑垂体
肾上腺
肾上腺
胃
小肠
肾脏
小肠
输尿管
膀胱
下腹部
生殖区

反射区

头部（大脑）、脑垂体、肾上腺、肾脏、胃、小肠、生殖区、输尿管、膀胱、下腹部

● 足浴治疗胎动不安的配方

磁石30克，菊花、黄芩、夜交藤各15克。水煎2次，去渣取汁，倒入浴盆，每日1次。可治疗胎动不安、早产等。

手足对症按摩全书

操作手法与步骤

至阴

按揉涌泉、太溪、至阴、照海，各1~2分钟。

1

拳刮法

持续用拇指指端点法、食指指间关节点法、拇指关节刮法、按法、食指关节刮法、双指关节刮法、拳刮法、拇指推法、擦法、拍法等作用于相应反射区，各操作3~5分钟，以局部胀痛为佳。

2

除按摩外，也可于相应穴区湿炙。

3

按摩手法一定要迅速灵活、轻巧，不能突然用力。同时采取相应措施及时到专科诊治。

4

注意事项

　　造成胎动不安的主要原因有遗传基因的缺陷、外界不良因素的影响、内分泌功能失调、生殖器官畸形、母子血型不合等。中医认为此症主要与肾气不足、气血虚弱、等因素有关。大部分胎动不安都是因为劳累过度或体质虚弱导致的。

46

47 胎位不正

胎儿分娩前，以枕前位占绝大多数，枕先露为正常胎位。除此之外，枕后位、臀位、横位、臀位均属胎位不正。如果在产前检查时发现，应及时纠正复位，以免生产时出现难产。所以在分娩前使胎儿处于正常体位是保证顺利分娩的条件之一。

● 按摩取穴

经穴：至阴、涌泉、三阴交

有效反射区

反射区

头部(大脑)、脑垂体、肾上腺、肾脏、脾、胃、小肠、生殖腺、上身淋巴结、下身淋巴结

● 足浴治疗胎位不正的配方

白术、黄芩、茯苓各20克，加水煎成2500毫升药液浸泡双脚，每日2次，每次30分钟。

手足对症按摩全书

200

操作手法与步骤

至阴

擦捻足部至阴、涌泉穴、三阴交至发热，亦可熏灸。

1

拇指推法

持续用拇指指端点法、食指指间关节点法、拇指关节刮法、按法、食指关节刮法、双指关节刮法、拳刮法、拇指推法、擦法、拍法等作用于相应反射区，各操作3~5分钟，以局部胀痛为佳。

2

擦热足心，摩运足跟。可用温热水浴脚底再按摩。

3

注意脚底保温，手法宜轻快，不能重滞用力过猛。按摩时患者宜精神放松，勿过分紧张。

4

注意事项

（1）羊水过多或孕妇腹壁松弛，会使胎儿在官腔内的活动范围过大。

（2）子宫畸形、胎儿畸形、多胎、羊水过少等，会使胎儿在官腔内的活动范围变小。

（3）骨盆狭窄、胎儿巨大等也可造成胎位不正。

47

妊娠呕吐

妊娠早期，出现晨起恶心呕吐、头晕厌食、倦怠，或呕吐酸水、苦水、胸满胁痛、嗳气叹息、口苦心烦的症状为常有的反应。偶有少数孕妇反应严重，恶心呕吐频繁，不能进食，以致影响身体健康。一般3个月后即可逐渐消失。

● 按摩取穴

经穴：冲阳、太白、隐白、内庭、公孙

奇穴：8号穴、10号穴、19号穴

有效反射区

反射区

头部（大脑）、脑垂体、肾上腺、肾脏、甲状腺、胸（乳房）、腹腔神经丛、肝脏、胃、输尿管、膀胱、生殖腺、耳部区（平衡器官）

● 足浴治疗妊娠呕吐的配方

夏枯草、淡竹叶各30克。将上药择净，放入药罐中，加入清水适量，浸泡5~10分钟后，水煎取汁，放入浴盆中，先熏双足心，待温度适宜时再洗浴双足。

操作手法与步骤

冲阳

食指指间
关节点法

1

按揉冲阳、太白、隐白、内庭、公孙、8号穴、10号穴、19号穴，各1~2分钟。

2

持续用拇指指端点法、食指指间关节点法、拇指关节刮法、按法、食指关节刮法、双指关节刮法、拳刮法、拇指推法、擦法、拍法等手法作用于相应反射区，各操作3~5分钟，以局部胀痛为佳。

3

擦热足心。

4

按摩前应先用净水浴足。按摩时的手法要持续和缓，以免对胎儿造成不良影响。

注意事项

避免使孕妇闻到异味。调整饮食，少食多餐，适当增加酸味、咸味和有助于消化吸收的食物。饮食忌辛辣、油腻，不可盲目追求高营养。

48

产后便秘

产后便秘指产后大便艰涩，或数日不解或排便时干燥疼痛，难以解出。系产后失血，津液消耗不能濡润肠道，以致肠燥便难。大多数产妇在产后头几天往往会发生便秘。这虽不是大病，但也颇不舒服，还会引起腹胀，食欲下降。

● **按摩取穴**

经穴：涌泉、照海、大钟、三阴交、解溪、大都、太白、商丘

奇穴：炉底三针

有效反射区

反射区

头部（大脑）、肾上腺、肾脏、输尿管、膀胱、脾、胃、肝脏、十二指肠、小肠、直肠、肛门、腹腔神经丛、横结肠、降结肠、胰、上身淋巴结、下身淋巴结

足浴治疗产后便秘的配方

番泻叶15克。将番泻叶水煎取汁，放入浴盆中，待温度适宜时足浴，每日2次，每次10~20分钟，连续2~3天。

操作手法与步骤

大钟

持续按揉涌泉、照海、大钟、三阴交、解溪、大都、太白、商丘、炉底三针穴，各2分钟。

1

拳刮法

持续用拇指指端点法、食指指间关节点法、拇指关节刮法、按法、食指关节刮法、双指关节刮法、拳刮法、拇指推法、擦法、拍法等作用于相应反射区，各操作3~5分钟，以局部胀痛为佳。

2

擦推足心。反复持续操作，手法适中。

3

需要特别提示的是，在按摩十二指肠等肠反应区时，要依照肠的蠕动方向对反射区进行点揉。

4

注意事项

产褥期作为一个特殊时期，体内孕激素急剧下降，再加上新生命的到来，这些给新妈妈带来种种不适应。新妈妈应学会尽快转变角色，比如过去不爱吃蔬菜、喝汤，那么现在就需要改变。

产后血晕

产妇分娩以后，突然头晕眼花，不能坐起或心胸满闷，恶心呕吐，痰涌气急，心烦不安；严重者面色苍白，冷汗淋漓，猝然晕厥，心悸、愤闷不适，渐至昏不知人，甚则四肢冰冷，舌淡无苔，脉微欲绝或浮大而虚。

● 按摩取穴

经穴：太冲、申脉、足通谷、昆仑、涌泉、解溪、三阴交

奇穴：8号穴、3号穴、清头1

有效反射区

肺及支气管　颈　头部（大脑）　颈　肺及支气管
腹腔神经丛　肾上腺　腹腔神经丛
心脏
胃
肾脏　脾
输尿管
膀胱
生殖腺　生殖腺

耳部区（平衡器官）
上身淋巴结
下身淋巴结

反射区

头部（大脑）、颈、肾上腺、肾脏、心脏、输尿管、膀胱、脾、胃、肺及支气管、生殖腺、腹腔神经丛、下身淋巴结、上身淋巴结、耳部区（平衡器官）

▶ 足浴治疗产后血晕的配方 ◀

桂枝20克，川椒、红花、艾叶各10克。以上药材择净，放入药罐中，加水800~1000毫升，煎取400~600毫升，去渣取汁备用，每晚临睡前置温水约1000毫升于盆内，兑入药汁100~200毫升，将双足浸入水中。

操作手法与步骤

申脉

持续点揉太冲、申脉、足通谷、昆仑、涌泉、解溪、三阴交、8号穴、3号穴、清头1，各1~2分钟。

1

擦法

持续用拇指指端点法、食指指间关节点法、拇指关节刮法、按法、食指关节刮法、双指关节刮法、拳刮法、拇指推法、擦法、拍法等作用于相应反射区，各操作3~5分钟，以局部胀痛为佳。

2

揉足跟、擦足心，足跟及内外踝部至热，可用足部踩法施于足跟等部位。

3

发作时可中度手法持续操作，缓解后可于胃、肾、生殖区反复操作，手法适中以巩固疗效。

4

注意事项

产后血晕也可用药膳调理。

佛手山楂延胡索汤：佛手6克，山楂10克，延胡索6克，水煎取汁服用，每日一剂。

桃仁粥：桃仁15克，捣烂，加水浸泡，去渣留汁。粳米50克，煮粥，待粥半熟时加入桃仁和少许红糖，炖至粥熟即可，每日晨起食之。

50

排尿异常

指产后小便不通，小腹胀急，难以忍受，坐卧不安。或小便次数增多，甚则日夜数十次；或排尿不能自行控制，或排尿淋漓带有血丝等。临床常见的排尿异常包括尿路刺激症状、尿频、尿急、尿痛和伴随尿意不尽的感觉，这些情况通常是合并存在的。

● 按摩取穴

经穴：涌泉、行间、照海、太溪、大钟、大敦、水泉、然谷、蠡沟

奇穴：足后四白穴、14号穴

有效反射区

反射区

头部（大脑）、脑垂体、肾上腺、肾脏、输尿管、膀胱、心脏、肝脏、脾、胃、下腹部、小肠、生殖腺、子宫

● 治疗排尿异常的配方

1. 麻雀2只，枸杞子15克。将枸杞子洗净，装入纱布袋内，扎口。麻雀去毛及内脏，洗净，与枸杞子一起加水同煮熟，食肉喝汤。此方适用于肾结石后排尿异常。

2. 薏苡仁30克，桑螵蛸15克。前两味洗干净，用纱布包好，与洗净的放入沙锅，去掉药包，食肉喝汤。每日一剂，方可治疗由于膀胱损伤所造成的排尿异常。

操作手法与步骤

水泉

可选择点揉涌泉、行间、照海、太溪、大钟、大敦、水泉、足后四白穴、然谷、蠡沟、14号穴等穴，各1~3分钟。

1

拇指指端点法

持续用拇指指端点法、食指指间关节点法、拇指关节刮法、按法、食指关节刮法、双指关节刮法、拳刮法、拇指推法、擦法、拍法等手法作用于相应反射区，各操作3~5分钟，以局部胀痛为佳。

2

推脚底掌侧正中线，拔摇各趾。

3

按摩手法适当而持续。如有其他症状可加用相应穴区。

4

注意事项

（1）排尿异常的婴儿要吃低盐食品，不要在饭菜中放太多盐。

（2）如果是尿道炎症引起的尿液异常，要多喝水。

51

盆腔炎

盆腔炎是妇女盆腔内的生殖器官（子宫、输卵管、卵巢）及其周围结缔组织发生炎症的总称，炎症可局限于一个部位，也可几个部位同时发病。急性发病时，有发热、下腹痛和局部触痛症状。转为慢性时，则有腰酸、月经不调和不孕等症状。

● **按摩取穴**

经穴：涌泉、行间、中封、太冲、太溪、照海

奇穴：八风

有效反射区

腹腔神经丛　头部（大脑）腹腔神经丛
肺及支气管　　　　　　　肺及支气管
脑垂体
肾上腺　　肾上腺
甲状旁腺
肝脏　　　　　　　　　脾
肾脏
输尿管
膀胱
生殖腺　　生殖腺
子宫
下腹部

反射区

头部（大脑）、脑垂体、肾脏、肾上腺、输尿管、膀胱、肺及支气管、甲状腺、子宫、腹腔神经丛、下腹部、肝脏、脾、生殖腺

●足浴治疗盆腔炎的配方

红花100克、三棱80克、泽兰100克、莪术80克、大黄60克、仙茅80克、覆盆子80克、蛇床子80克、扁蓄80克、葶苈子80克、石韦80克、通草80克、肉桂60克、麦冬80克、白芍80克。上述中药混合均匀，每次取100～120克。水煎15分钟，每晚睡前泡脚20～25分钟。每次取药可用2天。两个月为1个疗程。

操作手法与步骤

点揉涌泉、行间、中封、太冲、太溪、照海等穴，各1~3分钟，点掐八风。

中封

1

持续用拇指指端点法、食指指间关节点法、拇指关节刮法、按法、食指关节刮法、双指关节刮法、拳刮法、拇指推法、擦法、拍法等作用于相应反射区，各操作3~5分钟，以局部酸胀为佳。

拇指指端点法

2

急性炎症手法宜有力深透；慢性可持续适中。

3

视具体情况可加用相应穴区，按摩手法宜由轻到重。

4

注意事项

应选择口味清淡的食品，少吃油腻食品，选择菜肴及药膳的结合。宜以清热、解毒、散结的中药为主。配以富含维生素、蛋白质等微量元素的食品。

52

本章看点

● 中耳炎

中耳炎常发生于8岁以下儿童

● 青光眼

青光眼患者视力减退，如不及时治疗，容易导致失明

● 近视

近视多数是青少年时期不注意用眼卫生造成的

● 牙痛

牙痛是常见病，发病时可按照相关穴位进行足底按摩

● 口疮

经常口腔溃疡者平常应注意保持口腔清洁，用淡盐水漱口

● 咽炎

咽炎容易被轻视，会影响人们身体健康

第九章
五官科疾病的足部保健按摩疗法

　　五官科的疾病对人体的伤害越来越大，已经严重影响到我们的日常生活。通常意义上讲五官科疾病包括鼻科、耳科、喉科和眼科疾病，例如比较常见的有牙痛、近视、中耳炎、青光眼、咽炎、口疮等，本章就针对这些常见疾病的足部保健按摩疗法进行详细介绍，治疗方法简单易操作，方便读者使用。

53 中耳炎

中耳炎，俗称"烂耳朵"，是鼓室黏膜的炎症。病菌进入鼓室，当抵抗力减弱或细菌毒素增强时就产生炎症。中耳炎多为急性发病，表现为耳部闭塞、听力减退、耳鸣、耳聋、头沉重；耳中时有积液流出；伴有烦热、口干渴、尿赤、便秘等症状。

● 按摩取穴

经穴：太溪、足窍阴、地五会、申脉

奇穴：19 号穴、24 号穴、清头 1

有效反射区

反射区

头部（大脑）、脑垂体、小脑及脑干、肾上腺、肾脏、耳部区（平衡器官）、鼻、甲状腺、胸部淋巴结、上身淋巴结、下身淋巴结

◖ 足浴治疗中耳炎的配方 ◗

取艾叶一小把煮水后泡脚或用纯艾叶做成的清艾条取1/4，撕碎后放入泡脚桶里，用煮沸的水冲泡一会儿，等艾叶泡开后再对一些温水泡脚，泡到全身微微出汗，不能大汗，再多喝一些温水，一般连泡2~3次，不吃寒凉的食物，注意休息。

手足对症按摩全书

操作手法与步骤

点揉太溪、足窍阴、地五会、申脉、19号穴、24号穴、清头1等穴，各1～2分钟。

申脉

1

持续用拇指指端点法、食指指间关节点法、拇指关节刮法、按法、食指关节刮法、双指关节刮法、拳刮法、拇指推法、擦法、拍法等手法作用于相应反射区，各操作3～5分钟，以局部酸胀为佳。

双指关节刮法

2

掐揉第三、四趾及其跖趾关节部位。

3

操作手法均匀有力，敏感点可加力。

4

注意事项

（1）注意休息，保证睡眠时间；注意室内空气流通，保持鼻腔通畅。

（2）积极防治感冒；积极治疗鼻腔疾病，擤鼻涕不能用力和同时压闭两个鼻孔，应交叉单侧擤鼻涕。

（3）游泳后要让耳内的水流出，患慢性中耳炎者不宜游泳。

54 青光眼

青光眼以眼内压增高为主要特征。临床上患者自觉头痛、眼微胀、视力减退，并且逐渐头痛加重，并有恶心呕吐、结膜充血、角膜混浊的症状。如不及时治疗，视力可全部丧失甚至失明。故青光眼是导致失明的主要病症之一。

● 按摩取穴

经穴：太冲、足临泣、侠溪、地五会、行间

有效反射区

头部（大脑）
眼
眼
眼
眼
脑垂体
肾上腺
肾上腺
脾
胃
肝脏
肾脏
输尿管
膀胱
生殖腺
生殖腺

反射区

头部（大脑）、脑垂体、眼、肾上腺、肾脏、肝脏、输尿管、膀胱、生殖腺、脾、胃

● 足浴治疗青光眼的配方

桑叶、菊花、黄柏、苍术、牛膝各等量。将上药择净，放入药罐中，加清水适量，浸泡5～10分钟后，水煎取汁，熏蒸患眼，待温度适宜时浸泡双足。

手足对症按摩全书

操作手法与步骤

点揉太冲、足临泣、侠溪、地五会、行间，各2~3分钟。

足临泣

1

持续用拇指指端点法、食指指间关节点法、拇指关节刮法、按法、食指关节刮法、双指关节刮法、拳刮法、拇指推法、擦法、拍法等作用于相应反射区，各操作3~5分钟，以局部酸胀为佳。

食指关节刮法

2

踩足跟、足底，擦涌泉。

3

按摩时，手法以中度为宜，操作时患者应闭目放松。

4

注意事项

（1）"三忌"：忌烟、忌酒、忌浓茶。

（2）注意饮食卫生。多摄取易消化的食物，如蔬菜、水果等，保持大便通畅对防治青光眼也很重要。

（3）尽可能不吃或少吃刺激性食物。如辣椒、葱、花椒等。

（4）注意饮水量。一般饮水每次不超过500毫升。

第九章 五官科疾病的足部保健按摩疗法

54

217

55 近视

后天形成的近视眼，多半是由于人在青少年时期不注意用眼健康卫生，没有很好地保护而形成。所以年龄越小，越需要及时加以保健治疗，这样比较容易使视力恢复正常。

● 按摩取穴

经穴：昆仑、丘墟、足临泣、侠溪、水泉、束骨、行间

有效反射区

反射区

头部（大脑）、脑垂体、小脑及脑干、眼、肾脏、肝脏、输尿管、膀胱、肾上腺、生殖腺

● 足浴治疗近视的配方

菊花60克。将菊花择净，放入药罐中，加清水适量，浸泡5～10分钟后，水煎取汁，待温度适宜时浸泡双足。

操作手法与步骤

丘墟

点揉昆仑、丘墟、足临泣、侠溪、水泉、束骨、行间，各2~3分钟。

1

拇指指端点法

持续用拇指指端点法、食指指间关节点法、拇指关节刮法、按法、食指关节刮法、双指关节刮法、拳刮法、拇指推法、擦法、拍法等作用于相应反射区，各操作3~5分钟，以局部酸胀为佳。

2

踩足跟、足底，擦涌泉。

3

操作手法适中，患者宜结合相应反射区作持续按摩。

4

注意事项

（1）应该定期去医院检查眼底，发现问题及时治疗。

（2）如果突然出现视力缺损、暗点、视力下降等症状，应立即去医院检查。

（3）由于高度近视患者眼睑长，眼球壁比较薄、软，因此应该避免剧烈的活动、震动及外力刺激眼球，以免发生视网膜破碎。

第九章 五官科疾病的足部保健按摩疗法

55

56 牙痛

牙痛为口腔疾病中常有的症状。牙髓炎、牙周炎、冠周炎、龋齿、齿槽脓肿、三叉神经痛经等均会引起牙痛。此外，某些神经系统疾病如三叉神痛经、周围性面神经炎等，身体的某些慢性疾病如高血压病患者牙髓充血等都可引起牙痛。

● 按摩取穴

经穴：内庭、冲阳、厉兑、太溪

奇穴：12号穴、13号穴、小肠区、肾区、女膝

有效反射区

反射区

头部（大脑）、脑垂体、肾上腺、肾脏、胃、肝脏、小肠、降结肠、十二指肠、输尿管、膀胱、三叉神经、上颌、下颌

● 足浴治疗牙痛的配方

金钱草、夏枯草、龙胆草各30克。将三草择净，放入药罐中，加清水适量，浸泡5～10分钟后，水煎取汁，待温度适宜时，加入温水少许，浸泡双足，每日2次，每次10～30分钟，连续2～3天。

操作手法与步骤

掐点内庭、冲阳、厉兑、太溪、12号穴、13号穴、小肠区、肾区、女膝等，各1~3分钟。

冲阳

1

持续用拇指指端点法、食指指间关节点法、拇指关节刮法、按法、食指关节刮法、双指关节刮法、拳刮法、拇指推法、擦法、拍法等手法作用于相应反射区，各操作3~5分钟，以局部酸胀为佳。

拳刮法

2

摇捻各趾。

3

痛时的按摩手法宜深透有力，平时可用适中手法刺激。

4

注意事项

（1）将丁香花一朵，用牙咬碎，填入龋齿空隙，几小时后牙疼即可消除。

（2）用水摩擦相关穴位，或用手指按摩压迫，均可减轻痛苦。

（3）用盐水或酒漱口几次，也可减轻痛苦。

（4）用冰袋冷敷脸部也可缓解疼痛。

56

口疮

口内生疮，也叫口腔溃疡，边缘色红，中心是黄绿色的溃烂点，流口水，常伴口臭、口干、大便干结等症状。轻口疮只溃烂一二处，重口疮可扩展到整个口腔，引起发热和全身不适。久之，邻处融合形成较大溃疡面，疼痛难忍，影响饮食、说笑。

● 按摩取穴

经穴：冲阳、侠溪、足窍阴、内庭、厉兑、仆参

有效反射区

反射区

头部（大脑）、脑垂体、额窦、上颌、下颌、上身淋巴结、三叉神经、心脏、脾、胃、小肠

● 足浴治疗口疮的配方

明矾适量。明矾择净，研细，加清水适量煎汁足浴。每次10～30分钟，每日1次，每日1剂，连用5～10天。

操作手法与步骤

仆参

点揉冲阳、侠溪、足窍阴、内庭、厉兑、仆参等穴，各2~3分钟。

1

按法

持续用拇指指端点法、食指指间关节点法、拇指关节刮法、按法、食指关节刮法、双指关节刮法、拳刮法、拇指推法、擦法、拍法等作用于相应反射区，各操作3~5分钟，以局部酸胀为佳。

2

重擦足底，摇摆踝各趾。

3

按摩时，手法以有力持续为宜，注意口腔保洁及调整饮食结构。

4

注意事项

（1）口疮常反复发作，所以一定要加强护理，不要吃过热、过硬及刺激性的食物。

（2）注意口腔卫生，常用盐水漱口。

（3）在按摩的同时也可配服中药，效果会更好。

第九章 五官科疾病的足部保健按摩疗法

57

咽炎

　　咽炎是咽部黏膜及其淋巴组织的炎症，由细菌感染引起，致病菌多为链球菌、葡萄球菌和肺炎球菌。外感风热，过食辛辣也可导致咽炎。起病较急，症见咽部红肿灼热，疼痛，咽中有堵塞感，吞咽不利、声音沙哑。如不及时治愈会逐渐转为慢性。

● 按摩取穴

　　经穴：涌泉、内庭、太溪、照海、然谷、厉兑、太冲

有效反射区

反射区

头部（大脑）、脑垂体、额窦、上颌、下颌、喉、三叉神经、心脏、脾、胃、小肠、上身淋巴结

◆ 足浴治疗咽炎的配方

　　生姜50克，蒲公英100克。将生姜切细，蒲公英择净，同放药罐中，加清水适量，浸泡5～10分钟后，水煎取汁，放入浴盆中，候温浴足，每次10～30分钟，每日2～3次，每日1剂，连续2～3天。

操作手法与步骤

申脉

选择点按涌泉、内庭、太溪、照海、然谷、厉兑、太冲等穴，各2~3分钟。

1

拇指推法

持续用拇指指端点法、食指指间关节点法、拇指关节刮法、按法、食指关节刮法、双指关节刮法、拳刮法、拇指推法、擦法、拍法等作用于相应反射区，各操作3~5分钟，以局部酸胀为佳。

2

重按足底，摇摆踝各趾。

3

急性咽炎宜以重手法按摩，慢性则应注重按摩手法的持续有力。

4

注意事项

（1）进餐的时间要有规律，同时注意膳食营养。

（2）平时生活要有规律。劳逸结合，养成锻炼的好习惯。

（3）伤风感冒是引起急性咽炎和慢性咽炎的主要原因，而且发病率很高，因此要注意天气的冷暖变化。随时增减衣服，活动出汗后不要马上脱衣服、到冷的地方或者吹风纳凉。

第十章
外科疾病的足部保健按摩疗法

　　我们通常所说的外科疾病是由五类病症构成的，分别是创伤、肿瘤、感染、畸形和功能障碍。在人们的认识中，外科疾病往往是需要通过手术进行治疗的，因此是否需要手术治疗就成了人们判断疾病属于外科还是内科的一个标准，但也并不是所有的外科疾病都需要利用手术来治疗。本章就针对外科中的常见疾病进行足部保健按摩疗法的详细介绍，只要长期坚持，同样可以达到治愈病症的目的。

急性乳腺炎

多发生于初产妇，多为葡萄球菌感染，因乳管阻塞、乳汁淤积，细菌直接侵入所致，或细菌自乳头或乳晕的皲裂处侵入乳管并沿淋巴引流导管乳腺小叶感染。患侧乳房红肿、热、痛，可触及结块；同侧腋窝淋巴结肿大、疼痛，全身不适。

● 按摩取穴

经穴：涌泉、太冲、行间、地五会、足临泣、侠溪

奇穴：炉底三针

有效反射区

反射区

头部（大脑）、脑垂体、胸（乳房）、肝脏、肾上腺、肾脏、脾、胃、胸部淋巴结、上身淋巴结、下身淋巴结

● 足浴治疗急性乳腺炎的配方

桂枝、川椒、麻黄各30克。将以上药材择净，放入药罐中，加入清水适量，浸泡5~10分钟后，水煎取汁，放入浴盆中，先熏双足心，待温度适宜时足浴。

操作手法与步骤

地五会

重点揉足底炉底三针区，点按涌泉、太冲、行间、侠溪、地五会、足临泣等穴，各1~3分钟，亦可熏灸。

1

拇指推法

持续用拇指指端点法、食指指间关节点法、拇指关节刮法、按法、食指关节刮法、双指关节刮法、拳刮法、拇指推法、擦法、拍法等用于相应反射区，各操作3~5分钟，以局部酸胀为佳。

2

擦足心正中线。

3

按摩时用力宜深透，敏感穴区重复操作，亦可用全息脚底上的敏感点施治。

4

注意事项

（1）早期按摩和吸乳是关键。患者可用手指顺乳头方向轻轻按摩，吸通后应尽量排空乳汁。

（2）哺乳期要保持乳头清洁，常用温水清洗乳头，定时哺乳，每次应尽可能将乳汁排空。

（3）不宜让婴儿含乳头睡觉，哺乳后用胸罩将乳房托起。

（4）饮食宜清淡，忌辛辣。

59

60 精索静脉曲张

　　精索静脉曲张是指精索蔓状静脉丝状扩张、弯曲、伸长等，多见于20~30岁的成人，症状主要是阴囊下坠、左侧睾丸痛和局部肿物。青壮年性功能较旺盛，阴囊内容物血液供应旺盛。所以有些精索静脉曲张可随年龄增长而逐渐消失。另外，长久站立，增加腹压也是发病因素。

● 按摩取穴

　　经穴：大敦、行间、太冲、中封、丘墟、太溪、然谷、涌泉、三阴交

有效反射区

反射区

头部（大脑）、脑垂体、生殖腺、睾丸、肾脏、肾上腺、脾、胃、肝脏、胆囊、心脏

● 足浴治疗静脉曲张的配方

　　加入红花一小把，放在纱布包煮开，用煮过的水浴足。适用静脉曲张，末梢神经炎，血液循环不好，腿脚麻木或青紫等血淤症。

操作手法与步骤

大敦

按揉大敦、行间、太冲、中封、丘墟、太溪、然谷、涌泉、三阴交等穴，各1~3分钟。

1

食指指间
关节点法

持续用拇指指端点法、食指指间关节点法、拇指关节刮法、按法、食指关节刮法、双指关节刮法、拳刮法、拇指推法、擦法、拍法等用于相应反射区，各操作3~5分钟，以局部酸胀为佳。

2

可在全息诊查的脚底部敏感点按压。

3

要根据具体情况加用对症穴区。

4

注意事项

（1）避免久站、久立而增加腹部的压力。

（2）轻度静脉曲张症状不太明显的患者，可以用阴囊托带或紧身裤促进血液回流，减轻临床症状。

（3）可以配合按摩、红外线等物理疗法，这些物理疗法能够促进血液循环，帮助血液回流，减少静脉压力。

60

血栓闭塞性脉管炎

该病是中、小动脉和静脉的慢性闭塞性疾患，多见于20～40岁的男性患者。常由一侧下肢开始，皮肤苍白或发紫，间歇性跛行，晚期肢端皮肤发黑、坏死、溃烂而脱落。肢体特别是足趾发凉、怕冷、麻木和感觉异常是常见的早期症状，疼痛是本病的主要症状。

● 按摩取穴

经穴：太冲、行间、解溪、三阴交、仆参、金门、丘墟、涌泉

有效反射区

反射区

头部（大脑）、脑垂体、肾上腺、肾脏、心脏、脾、胃、肝脏

● 足浴治疗血栓闭塞性脉管炎的配方

桂枝、伸筋草、苦参各15克。煎后去渣，混入温水用按摩足浴盆浸泡双足30分钟，10天1个疗程，每日2次。

操作手法与步骤

涌泉

1

点揉太冲、行间、解溪、三阴交、仆参、金门、丘墟、涌泉等穴，各1~2分钟。

推擦

2

可运用推擦手法按摩相应反射区，注意远程足趾，可加用捻掐摇拔等手法。

3

在按摩前要用热水浴足并达到一定时间。每次操作要达到肢体温热，且随后的按摩要达到肢体温热的程度。

4

还可加用有关循环系统穴区的操作。

注意事项

（1）避免寒冷刺激，冬季宜穿长筒棉套，使患肢保暖。
（2）注意卫生，患肢要常用温水或肥皂清洗。经常修剪趾（指）甲，特别要去除积于趾间的污垢。
（3）除有严重组织坏死、剧烈疼痛的症状外，患者均应下床活动，以不感疲劳为宜。
（4）饮食宜清淡而富有营养，多进瘦肉、豆制品、新鲜蔬菜、水果等。
（5）保持心情愉快、情绪乐观，增强战胜疾病的信心，积极主动地配合治疗，避免精神刺激和忧愁思虑。

61

（62）痔疮

痔疮是指直肠下端黏膜下和肛管皮肤下静脉扩大和曲张所形成的静脉团。位于肛门周围（齿线以下）称外痔，一枚或数枚，质硬而坚，时痒时痛；位于肛门内（齿线以上）则称内痔，经常可见到便后出血的症状。

● 按摩取穴

　　经穴：商丘、内庭、蠡沟

反射区

肾上腺、肾脏、肛门、直肠、输尿管、膀胱、下腹部、小肠、横结肠、骶骨

● 足浴治疗痔疮的配方

　　槐花30克，艾叶30克，明矾30克，马齿苋30克，金银花30克，甘草30克。以上药材水煮后去渣，用蒸汽足盆浸泡双足30分钟，每日1次。

操作手法与步骤

商丘

点按商丘、内庭、蠡沟等穴，各1~3分钟。

1

食指指间
关节点法

持续用拇指指端点法、食指指间关节点法、拇指关节刮法、按法、食指关节刮法、双指关节刮法、拳刮法、拇指推法、擦法、拍法等用于相应反射区，各操作3~5分钟，以局部酸胀为佳。

2

擦足心，踩足底。

3

按摩手法宜持续，患者可取俯卧位或坐位。

4

注意事项

（1）禁食酒类、辛辣等刺激性强的食物，多吃蔬菜水果，养成每天排便的习惯，排便后要用水清洗肛门。

（2）养成有规律的生活习惯，避免熬夜。

（3）如果大便带血，请立即到医院肛肠科就诊，以免延误病情。

62

63 颈椎病

临床上以混合型最为多见，常表现为头晕、头痛、耳鸣、目眩、失眠、肌肉萎缩、颈项疼痛，并向肩一侧或两侧上肢扩散，手指麻木无力。严重者，还可出现晕厥、瘫痪等。容易发生颈椎病的部位依次为颈椎第5～6节及第6～7节之间。

● 按摩取穴

经穴：昆仑、太冲、京骨、束骨、足通谷

奇穴：8号穴、11号穴

有效反射区

反射区

大脑、肾脏、颈椎、颈、输尿管、膀胱、肺及支气管、胸椎、腰椎、骶骨、内尾骨、甲状旁腺、甲状腺、肾上腺

● 足浴治疗颈椎病的配方

当归30克，红花、刘寄奴、路路通各20克，桑枝、白芥子各15克。将以上药材加清水适量，煎煮30分钟去渣取汁，与2000毫升清水一起倒入盆中先熏蒸，等到温度适宜时泡洗双脚，每天2次，每次熏泡40分钟。去病即止。

操作手法与步骤

昆仑

点揉昆仑、太冲、京骨、束骨、足通谷等穴，各2~3分钟。

1

拇指推法

用拇指指端点法、食指指间关节点法、拇指关节刮法、按法、食指关节刮法、双指关节刮法、拳刮法、拇指推法、擦法、拍法等手法作用于相应反射区，各操作3~5分钟，以局部酸痛为佳。

2

捻揉摇拔各趾，特别是大小趾跖趾关节。

3

按摩手法宜深透，手部自身有症状的一侧可反复操作。

4

注意事项

（1）选择枕头很重要。枕头的中央应该稍凹，高度为10~15厘米，颈部应枕在枕头上，不能悬空，使头部保持后仰，习惯侧卧位者，应该枕头与肩同齐。

（2）在洗脸、刷牙、饮水、写字时，要避免头部过伸、过屈活动。

（3）在乘车路面不平时更要小心。

63

滑囊炎

　　滑囊位于关节附近的骨突与肌腱或肌肉及皮肤之间。滑囊炎大多由外伤引起，故又称创伤性滑囊炎。主要表现为滑囊积液及疼痛。好发于肩峰、膝关节、跟腱等部位。常因摩擦、加压而出现疼痛加重，休息后多能自行缓解。

● 按摩取穴

　　经穴：复溜、太溪、金门、申脉、仆参、解溪、束骨、丘墟、中封

有效反射区

头部（大脑）

脑垂体

肾上腺　　　　肾上腺

甲状腺

肾脏

输尿管

膀胱

腰椎

颈椎

肩

反射区

大脑、脑垂体、肾上腺、肾脏、甲状腺、肩、腰椎、颈椎、膀胱、输尿管

● 足浴治疗滑囊炎的配方

　　取乌梅200克，加水煮30分钟，去梅，加白醋100克。待温度适宜，泡脚。

操作手法与步骤

太溪

1

选择点按金门、复溜、束骨、太溪、丘墟、中封、申脉、仆参、解溪等穴，各1~2分钟。

点揉

2

认真以按诊诊查脚底，在相应的部位寻找病症的对应点，给以重手法点揉。

3

脚底反应区可选对应发病部位的相应节段摩推，如肩峰发病可调整反应区、肩区等。

4

应加强休息以利病症痊愈，消除症状后可继续对相应穴区的按摩以巩固疗效。

注意事项

（1）注意卫生。养成劳作后洗手的好习惯。
（2）休息是减轻疼痛的首要方法，所以应使关节得到充分的休息。
（3）如果关节摸起来很痛，可以用冰敷的方法，以10分钟冰敷，10分钟休息的方法交替进行。
（4）如果疼痛的部位位于手肘和肩膀，建议将手臂自由地摆动，以缓解疼痛。

64

65 颈肩肌筋膜炎

发生于肩背部肌肉、筋膜等组织的一种非特异性炎症疾病，属于纤维质炎的一种。因有肩背和颈部的症状，易与颈椎病相混。患者自觉肩背部酸痛，肌肉僵硬，有沉重感，或两臂沉重无力。常于晨起、劳累后或天气变化时症状加重。

● 按摩取穴

经穴：昆仑、地五会、照海、束骨、丘墟、太白

奇穴：11 号穴

有效反射区

斜方肌　斜方肌
肾上腺　肾上腺
甲状腺
肝脏
肾脏　脾
腰椎　颈椎
肩

反射区
肾上腺、肾脏、甲状腺、肩、斜方肌、腰椎、颈椎、肝脏、脾

● 足浴治疗颈肩肌筋膜炎的配方

荆芥、防风、蒲公英、地丁、透骨草、艾叶、细辛、牛膝、红花、川椒、五加皮各15克。将以上药材择净，放入锅中，加清水适量，浸泡5～10分钟后，水煎取汁，放入浴盆中，待温度适宜时洗浴患处。

操作手法与步骤

束骨

点按昆仑、地五会、照海、束骨、丘墟、太白、11号穴，各2~3分钟。

1

拇指指端点法

用拇指指端点法、食指指间关节点法、拇指、食指、双指关节刮法、拳刮法、拇指推法、擦法、拍法等手法作用于相应反射区，各操作3~5分钟，以局部酸痛为佳。推足心及足底内外侧缘。

2

按摩前患者应事先做好放松肩背的活动。

3

按摩手法宜深透有力，注意患部局部保湿及休息。

4

注意事项

注意不要长时间地低头工作，如果难以避免，那么在低头20分钟或30分钟后，一定要起身活动，挺胸抬头，伸臂摆动，或者上下左右转动头部，或者双手叉腰，向后仰身。

本章看点

● 丹毒

丹毒具有传染性，接触者也要注意卫生

● 神经性皮炎

神经性皮炎患者尤其要注意个人卫生，节制饮食

● 痤疮

痤疮是美容皮肤科的最常见的病种之一

● 疥病

疥病患者只要及时用药且得当，是可以根治的

第十一章

皮肤科疾病的足部保健按摩疗法

皮肤科是相关皮肤疾病的一个医学分支，它包括对人体皮肤、头发及指（趾）甲疾病的治疗。我们日常生活中常见的皮肤科疾病主要有丹毒、神经性皮炎、痤疮、疥病等，本章就主要介绍如何利用足部按摩疗法来治疗这些疾病，另外再配以足浴，更有助于病症的缓解和治愈。

丹毒

发病较急，好发于头面部和下肢。系由A组β型溶血性链球菌引起的急性化脓性真皮炎症。炎症呈片状红疹，鲜红似玫瑰色，表面皮紧发亮，周围范围清楚，用手指轻压，红色即可消退，除去压力，红色很快恢复。局部淋巴结常肿大，疼痛。有时皮损表面可出现大小水泡，壁较厚，内容混浊，自觉灼热疼痛。

● 按摩取穴

经穴：涌泉、侠溪、厉兑、行间、隐白、太白、申脉

有效反射区

反射区

大脑、脑垂体、肝脏、脾、肺及支气管、肾脏、肾上腺、胃、膀胱、输尿管、上身淋巴结、下身淋巴结、胸部淋巴结

● 足浴治疗丹毒的配方

金银花20克，玄参15克，当归10克，甘草6克。将上药加清水2000毫升，煎至水剩1500毫升时，滤取药液，倒入脚盆中，先熏蒸，待温度适宜时泡洗双脚，每晚临睡前泡洗1次，每次40分钟，7天为1个疗程。

操作手法与步骤

厉兑

重点涌泉穴，点揉侠溪、厉兑、行间、隐白、太白、申脉等穴，各1~3分钟。

1

按法

用拇指指端点法、食指指间关节点法、拇指关节刮法、按法、食指关节刮法、双指关节刮法、拳刮法、拇指推法、擦法、拍法等作用于相应反射区，各操作3~5分钟，以局部酸痛为佳。掐趾甲根。

2

在按摩前，也可用热水浴足。

3

按摩手法宜有力深透，这样可以加速毒素排出，以协助药物发挥更好的效果。

4

注意事项

（1）患者发热至38.5℃以上，可用冷毛巾湿敷头部，或枕冰袋（热水袋灌上冰水），同时可根据医嘱服退热药物。

（2）因丹毒是由细菌感染引起的，所以接触患者后一定要用肥皂洗净双手。

神经性皮炎

神经性皮炎是一种局限性皮肤神经功能障碍性皮肤病，又叫慢性单纯性苔藓。常发生于颈侧、项部、背部、腋窝等部，初起时局部阵发性剧痒，由于搔抓或摩擦等机械性刺激，皮肤迅速出现苔藓样变。反复发作，拖延难愈。

● 按摩取穴

经穴：三阴交、隐白、公孙、京骨、解溪、太溪

奇穴：8 号穴、11 号穴、27 号穴

有效反射区

反射区

头部（大脑）、脑垂体、肝脏、脾、肺及支气管、肾脏、肾上腺、心脏、输尿管、膀胱

● 足浴治疗神经性皮炎的配方

丁香15克，苦参、大黄、明矾、地肤子各30克，黄柏、地榆各20克。将上药择净，放入药罐中，加清水适量，浸泡5～10分钟后，水煎取汁，放入浴盆中，再将明矾放入，溶化后候温足浴，每次5～10分钟，每日2次，每天1剂，连续5～10天。

操作手法与步骤

点按三阴交、隐白、公孙、京骨、解溪、太溪、8号穴、11号穴、27号穴，各2~3分钟。

太溪

1

用拇指指端点法、食指指间关节点法、拇指关节刮法、按法、食指关节刮法、双指关节刮法、拳刮法、拇指推法、擦法、拍法等手法作用于相应反射区，各操作3~5分钟，以局部酸痛为佳。

食指关节刮法

2

在采用按摩治法的同时，也可采用足浴疗法，即直接用有关药水洗患处，浴后充分擦干，患部避免过多的机械刺激。

3

按摩可增加皮肤外适应性和改善内部营养的作用，利于控制、治疗病症。

4

注意事项

（1）少吃海鲜、羊肉等食物，多吃水果和蔬菜，避免饮酒和食用刺激性的食物。

（2）应养成良好的卫生习惯，经常用活水做局部清洗。

（3）不宜穿过硬的内衣，以免刺激皮肤。

（4）每日进行面部按摩，保持气血流畅。

（5）忌用激素类药物外涂。

痤疮

痤疮多见于青年男女的面部，好发部位、眼眉外端、鼻根部、前额及耳后。典型损害为针头大小，顶端呈黑色的丘疹。常于感染后发生脓疮，亦可残留细碎瘢痕。俗称"青春痘""暗疮"或者"粉刺"。

● 按摩取穴

经穴：申脉、足窍阴、内庭、三阴交

有效反射区

肺及支气管　头部（大脑）　肺及支气管
肾上腺　肾上腺　心脏
肾脏
输尿管
生殖腺　生殖腺
膀胱

反射区
肾脏、肾上腺、肺及支气管、心脏、头部（大脑）、生殖腺、膀胱、输尿管

● 足浴治疗痤疮的配方

1. 皂角、透骨草各50克。把诸药制成药末，用开水浸泡至水温适宜，洗脸沐足，每次20分钟，每日1次，10次为1个疗程。

2. 大黄、黄柏、黄连各20克。以上诸药水煎2次，混合，待水温适宜，洗脸沐足，每次10~20分钟，每日 1次。

操作手法与步骤

点掐足窍阴穴，揉内庭、三阴交、申脉等穴。

足窍阴

1

用拇指指端点法、食指指间关节点法、拇指关节刮法、按法、食指关节刮法、双指关节刮法、拳刮法、拇指推法、擦法、拍法等手法作用于相应反射区，各操作3~5分钟，以局部酸痛为佳。

拇指关节刮法

2

在按摩同时，也可用相关药水浴足，按摩时的手法宜中度持续。

3

要注意按指导调节饮食起居结构，禁食辛辣性、刺激性食物。亦可加用胃及循环系统相应穴区以调整治疗。

4

注意事项

（1）养成规律的生活习惯，尽量不要熬夜，避免因情绪和压力造成失眠。

（2）保持饮食均衡，在长有青春痘的时候，要尽量少吃或不吃辛辣的食物，不吃强刺激性的食物和酒精类的食物。

（3）选择适宜的化妆、护理、清洁用品，洗脸次数以早晚各一次为宜。

（4）要配合医生，耐心地接受治疗。

疖病

疖是指单个毛囊以及它所属的皮脂腺的急性化脓性感染，以局部皮肤出现红、肿、疼痛的小硬结为其主要特征。疖病是指多个疖同时或者反复出现在身体的各个部位。疖病经常发生于幼儿或者营养不良的人身上。

● 按摩取穴

经穴：公孙、太冲、厉兑、大都、足窍阴

有效反射区

反射区

肾脏、肾上腺、输尿管、膀胱、生殖腺、肝脏、脾、胸部淋巴结

● 足浴治疗疖病的配方

苦杏仁45克，绿茶10克。将上药一同入锅，加水2000毫升，煎煮30分钟，去渣取汁。取1小瓶药液外搽脸部及手臂，余下的药液倒入盆中，待温度适宜时泡足30分钟。20天为1个疗程。可滋润皮肤，消炎杀菌，补充维生素及矿物质。

操作手法与步骤

公孙

点按公孙、太冲、厉兑、大都、足窍阴等穴，各1~3分钟。

1

拇指推法

用拇指指端点法、食指指间关节点法、拇指关节刮法、按法、食指关节刮法、双指关节刮法、拳刮法、拇指推法、擦法、拍法等手法作用于相应反射区，各操作3~5分钟，以局部酸痛为佳。

2

按摩手法宜深透持久，如并发他症可据变化加用相关穴区。

3

按摩相应反射区可加速毒素排出，以协助药物发挥更大作用。

4

注意事项

若小孩得了疖病，家长应将其送到医院请医生给予合理治疗，如外敷药膏，内服或注射抗菌药物，等待疖内脓液形成，然后让它自然破溃流脓。其他方法还有切开排脓，外敷消毒纱布，每天更换敷料以待逐渐痊愈。不可自行挤压疖以排脓。

69

第十二章
其他常见病症的足部保健按摩疗法

在前面几章介绍的具有针对性的疾病之外，我们生活中还有一些常见病，如落枕、癫痫、耳鸣、扁桃体炎等，它们并不一定是独立的疾病，可能是某种疾病的症状之一，但具有很强的普遍性，发病率比较高，所以在这里我们挑选出来，对它们也进行具体的介绍，使读者可以方便的运用相关内容，及时对自己的身体状况进行调整，保持身体健康。

落枕

● **病症概述**

落枕又称"失枕"，是一种常见病，好发于青壮年，以冬、春季多见。主要表现为晨起突感颈后部、上背部疼痛不适，多以一侧为重，有两侧都感到疼痛者，也有一侧重，一侧轻。多数患者因为昨夜睡眠位置欠佳，或者是睡姿没有发生变化。因为颈椎被固定在同一个姿势太久容易造成肌肉酸痛。所以，最好不要趴着睡或坐着睡。

引起落枕的主要原因有：

①睡眠时头颈姿势不当；②枕头垫得过高、软硬不当或高低不平；③颈部外伤；④颈部受风着凉；⑤如为颈椎病引起，可反复"落枕"。

● **足部按摩反射区**

膀胱、输尿管、肾脏、颈椎、尾骨、甲状旁腺

● **足部按摩取穴**

京骨、束骨、昆仑、申脉

❗ **饮食禁忌**

（1）忌吃富含胆固醇的食物，如蛋黄、肝脏、虾、蟹。

（2）忌烟、酒、辛辣食物。

（3）忌油炸食物。

按摩后请这样喝		● 枸杞子茶	● 红糖姜汤
	功效	改善动脉硬化	促进血液循环
	材料	枸杞子 20 克、沸水 500 毫升	老姜 1 块、水 500 毫升、红糖 15 克
	做法	将枸杞子加沸水泡20分钟，滤渣即可饮用	1. 老姜洗净后磨泥备用 2. 用中火将水煮沸，加入红糖略加搅拌 3. 待红糖完全溶解，加入姜泥拌匀，沸腾后熄火，趁温热饮用

癫痫

◎ 病症概述

　　它本不是一种病，而是一种症状。癫痫就是脑神经细胞不正常放电所产生的现象，一般人的印象中，癫痫发作时，患者一定会意识昏迷、四肢抽搐、口吐白沫，其实不尽然。癫痫发作，会因放电部位的不同，而有各种不同的发作症状。可以表现为运动、感觉、意识、精神等多方面的功能障碍。

　　西医认为，癫痫是一种大脑神经元细胞异常过度放电而引起的脑功能障碍。这种异常放电患者感觉不到，别人也看不出来，但可以通过脑电图记录下来。癫痫发作的特点是突发性及反复发作性，以一次性的抽搐（俗称抽风）或意识障碍为主要表现，临床发作可以多种多样。癫痫病的种类分为原发性、继发性和隐源性癫痫。

◎ 足部按摩反射区

膀胱、输尿管、肾脏、肾上腺、脑部、副甲状腺、淋巴结

◎ 足部按摩取穴

隐白、行间、太冲、大敦

⚠ 饮食禁忌

　　（1）忌吃太咸的食物，即腌渍加工食品。

　　（2）忌喝太多水。

　　（3）忌饮酒、浓茶、咖啡。

　　（4）忌吃肥腻食物，如肥猪肉、牛肉、羊肉等。

　　（5）忌吃鱼腥食物，如白带鱼、鳝鱼、墨鱼、虾、蟹等。

按摩后请这样喝		◎ 山葡萄茶	◎ 刺瓜藤茶
	功效	改善癫痫	抑制癫痫发作
	材料	山葡萄 100 克、水 3500 毫升	鲜品刺瓜藤 100 克、水 3000 毫升
	做法	将山葡萄洗净，加水大火煮滚后小火继续煮 40 分钟，滤渣当茶饮用	将刺瓜藤洗净切段，加水大火煮滚后小火继续煮 20 分钟，滤渣当茶饮用

72 耳鸣

● 病症概述

指人们在没有任何外界刺激条件下所产生的异常声音感觉。如感觉耳内有蝉鸣声、嗡嗡声、嘶嘶声等单调或混杂的响声，实际上周围环境中并无相应的声音，也就是说耳鸣只是一种主观感觉。耳鸣可以短暂或持续性存在。严重的耳鸣会扰得人一刻不得安宁，令人十分紧张。

● 足部按摩反射区

膀胱、输尿管、肾脏、肾上腺、脑部、甲状旁腺、淋巴结、内耳迷路

● 足部按摩取穴

太溪、地五会、侠溪、太冲

> **⚠ 饮食禁忌**
>
> （1）忌辛辣刺激性食品，如辣椒、花椒、洋葱、芥末、韭菜。
> （2）忌易过敏食物，如海鲜类。
> （3）忌吃生冷食物，如冷冻食品、饮料。
> （4）忌吃油煎、油炸、烧烤的食物。
> （5）忌抽烟、喝酒。

按摩后请这样喝		● 丝瓜饮	● 苦瓜汤
	功效	改善耳鸣	改善耳鸣
	材料	丝瓜 1 条、水 2000 毫升	苦瓜 1 条、水 3000 毫升
	做法	将丝瓜洗净去皮切块，加水大火煮滚后小火再煮 20 分钟，过滤当茶饮用	将苦瓜洗净，切开去籽，再切块，加水大火煮滚后小火再煮 20 分钟，滤渣当茶饮用。苦瓜留在日后可当菜食

手足对症按摩全书

扁桃体炎

● 病症概述

扁桃体的炎症，通常指颚扁桃体发炎。病毒是主要的致病原因，如腺病毒、流感病毒、副流感病毒、人类疱疹病毒、肠病毒、单纯疱疹病毒。但是细菌性的扁桃体炎，才是值得重视的对象，包括霉浆菌、白喉杆菌。扁桃体发病原因：人的咽部两旁各有一扁桃体。有的人的扁桃体较明显，有的则较隐蔽。外来的病毒、细菌在通过口、鼻进入呼吸道和消化道以前，都要经过扁桃体的前面，所以它很容易受感染而发炎。

● 足部按摩反射区

降压点、喉气管、颈、三叉神经、甲状旁腺、扁桃体、淋巴结

> **❗ 饮食禁忌**
> （1）忌吃辛辣刺激食物，如韭菜、辣椒。
> （2）忌吃油煎、油炸、烧烤的食物。
> （3）忌吃各种温补食品，如人参、鹿茸。

按摩后请这样喝		● 萝卜橄榄饮	● 麦门冬茶
	功效	改善喉咙痛	改善喉痛
	材料	白萝卜200克、橄榄500克、水2000毫升	麦门冬10克、淡竹叶2卷、水1000毫升
	做法	将白萝卜洗净切片，加入橄榄、水，大火煮滚后小火煮30分钟，滤渣当茶饮	麦门冬、淡竹叶洗净，加水大火煮滚后，转小火继续煮20分钟，滤渣再冲泡绿茶，加盖闷5分钟，滤渣即可饮用

尿床

● 病症概述

　　尿床就是遗尿症的俗称，是指 3 岁以上的小儿入睡后还不能控制排尿，从而不自觉地尿床。习惯性遗尿会使孩子虚弱，影响身体健康和智力发育，经常尿床还会给家庭带来烦恼。临床表现为：睡眠昏沉，难以叫醒，醒后不知；平时易出汗，尤其夜间出许多；睡觉姿势多为爬或蜷卧式；脾气古怪、胆小怕事、性格内向，做梦找厕所、冬天或阴雨天加重。

● 足部按摩反射区

膀胱、输尿管、肾脏

● 足部按摩取穴

至阴、照海、大钟

! **饮食禁忌**

（1）忌吃寒凉生冷食物，如冰淇淋、棒冰、冰凉饮料、薏苡仁、赤小豆、西瓜。

（2）忌吃辛辣刺激性食物，如辣椒、蒜、洋葱、花椒。

（3）忌喝咖啡、浓茶、酒。

（4）忌晚餐后饮水过多。

按摩后请这样喝		● 玉竹茶	● 桂圆红枣汤
	功效	改善尿床	改善尿床
	材料	玉竹 50 克、水 1000 毫升	桂圆干 20 克、红枣 10 颗、水 500 毫升
	做法	将玉竹洗净加水大火煮滚后小火煮 20 分钟，滤渣当茶饮	将桂圆干、红枣（切开去核）、水，放入电饭锅内胆，蒸煮 30 分钟，即可滤渣当茶饮用

肾水肿

● 病症概述

由于肾脏功能障碍造成的机体水肿称为肾性水肿。肾性水肿原因一般分为两种：一种是肾小球滤过下降，而肾小管对水钠重吸收尚好，从而导致水钠潴留，此时常伴有全身毛细血管通透性增加，因此组织间隙中水分潴留，此种情况多见于肾炎；另一种是由于大量蛋白尿导致血浆蛋白过低所致。

肾性水肿好发于组织疏松处，如眼睑。重者全身水肿或并有胸水、腹水。

● 足部按摩反射区

膀胱、输尿管、肾脏、肾上腺、心脏、淋巴结

● 足部按摩取穴

照海、太溪、水泉

> **⚠ 饮食禁忌**
>
> （1）避免吃含草酸钙高的食物，如菠菜、草莓、雪里红、马铃薯、辣椒、啤酒等。吃含有草酸的食物时，不可同时吃含高钙的食物。否则会产生草酸钙引发结石。
> （2）忌吃糖。糖会使尿中钙离子浓度、草酸及尿的酸度增加。
> （3）忌吃太咸的食物及加工食物。
> （4）忌吃油腻食物及发性食物，如螃蟹、羊、狗肉。
> （5）忌吃辛辣动火的食物，如酒、葱、辣椒，避免加重人体湿热。

按摩后请这样喝		● 菠萝茅根汤	● 西瓜皮茅根汤
	功效	改善肾炎水肿、肾功能不全	改善肾功能不全
	材料	菠萝肉 250 克、白茅根 15 克	西瓜白色内皮 500 克、白茅根 200 克、褐色冰糖 15 克、水 3000 毫升
	做法	白茅根用水洗净后切小段。菠萝肉与白茅根放入锅内，加水 750 毫升煮滚，之后转小火再煮 20 分钟，滤渣当茶饮	将西瓜白色内皮切小块、白茅根切小段，二者放入锅内大火煮滚后小火再煮 20 分钟，滤渣后少放点褐色冰糖，可当日常解渴饮料

尾骨痛

● 病症概述

尾骨痛，从广义上来讲，是临床上各种原因如尾骨或骶尾关节的损伤、感染、肿瘤、分娩后、肛门直肠术后、妇科手术以及尾骨周围部位自发性疼痛的综合征。

这种综合征一般无明显的外伤史，中年女性多见。由于此病的病程比较长，症状消失也很慢，所以患者一定要有耐心，循序渐进地治疗，不要"病急乱投医"。

具体治疗可采用改变坐姿的办法，即尽量用大腿坐，以减少臀部的持重和压力；坐时可用气垫、气圈将痛处腾空，以防止局部压迫，从而缓解疼痛。

● 足部按摩反射区

尾骨、颈椎、颈反射点、甲状旁腺

● 足部按摩取穴

金门

⚠ 饮食禁忌

（1）忌辛辣刺激性食品，如辣椒、胡椒、洋葱、芥末、韭菜。
（2）忌易过敏食物，如海鲜类。
（3）忌吃生冷食物，冷冻食品、饮料。
（4）忌吃油煎、油炸、烧烤的食物。
（5）忌抽烟、喝酒。

按摩后请这样喝

● 柠檬醋水

功效	改善酸痛
材料	柠檬醋水 15 毫升、冷开水 300 毫升
做法	将柠檬醋稀释于冷开水中调匀后即可饮用

腱鞘炎

● 病症概述

腱鞘就是套在肌腱外面的双层套管样密闭的滑膜管，是保护肌腱的滑液鞘。它分两层包绕着肌腱，两层之间一空腔即滑液腔，内有腱鞘滑液。内层与肌腱紧密相贴，外层衬于腱鞘纤维里面，共同与骨面结合，具有固定、保护和润滑肌腱，使其免受摩擦或压迫的作用。肌腱长期在此过度摩擦，即可发生肌腱和腱鞘的损伤性炎症，引发肿胀，这种情况便称为腱鞘炎。若不治疗，便有可能发展成永久性活动不便。

随着计算机的普及，拇指腱鞘炎是一种伴随而来的新型职业病。如果你的手会出现"喀"的响声，就要注意不可使用同一手指敲打计算机键盘，也要避免用手指去提过重的东西。

● 足部按摩反射区

甲状旁腺、手或脚患病周围

> **● 饮食禁忌**
>
> （1）忌吃辛辣刺激食物，如花椒、五香粉。
> （2）忌吃肥腻厚味食物，如肥肉、羊肉、烧鹅。
> （3）忌吃油煎、油炸的食物。
> （4）忌咖啡、酒、烟。
> （5）忌吃生冷的食物，如冰冻饮料、冰淇淋。

按摩后请这样喝

● 左手香橙汁

功效	降火消炎
材料	左手香叶 3 ~ 5 片、橙子原汁 200 毫升
做法	左手香叶洗净，与橙子原汁放入果汁机中，搅拌均匀，即可饮用

肩痛

● 病症概述

　　无论是因为提重物或者姿势不良而造成的肩部不适，只要发生轻微的肩痛症状，就要做相应的处理，不可任其恶化。因为肩部活动会影响双手活动。所以首先应找出肩痛的原因。例如，肩周炎就有可能造成肩痛。肩周炎为肩关节周围软组织退行性、炎症性病变，冬天肩部受凉容易引发。主要表现为肩臂疼痛，活动受限，以夜间安静时疼痛加重为特征，此病多可自愈。但肩痛并非皆是肩周炎引起，其他疾病也常引起肩痛，千万莫麻痹大意而贻误了病情。

● 足部按摩反射区

甲状旁腺、肩反射点、
内髋节骨、丘墟、条口、
肋骨、肩胛骨

● 足部按摩取穴

丘墟

> **！饮食禁忌**
>
> （1）忌吃辛辣刺激食物，如辣椒、花椒、五香粉。
> （2）忌吃肥腻厚味食物，如肥肉、羊肉、烧鹅。
> （3）忌吃油煎、油炸的食物。
> （4）忌咖啡、酒、烟。
> （5）忌吃生冷食物。

按摩后请这样喝	● 鱼腥草艾草茶	
	功效	改善酸痛
	材料	鱼腥草 50 克、艾草 25 克、水 3000 毫升
	做法	鱼腥草艾草洗净后，泡水 10 分钟，加水大火煮滚后小火煮 20 分钟，滤渣即可饮用，宜温热饮用

脚背痛

● 病症概述

    脚背是很容易不经意就受伤的地方，被东西砸到或者扭到就会使脚背受创。长途中因身体循环较差，脚背容易有肿胀现象。也有可能是睡觉姿势导致脚背面的软组织受压迫而缺血不适。或者是最近做某些运动时导致脚背软组织用力过度有点受伤，睡觉时一直不动就会感觉出来，动了以后血流恢复正常就可以缓解。

● 足部按摩反射区

甲状旁腺

● 足部按摩取穴

解溪、商丘、内庭、厉兑、侠溪、足临泣、阳辅、陌谷、京骨

> ⚠ **饮食禁忌**
>
> （1）忌吃辛辣刺激性食物，如辣椒、花椒、五香粉、麻辣火锅。
> （2）忌吃肥腻厚味食物，如肥肉、羊肉、烧鹅。
> （3）忌吃生冷食物，如冷冻饮料。
> （4）忌吃油煎、油炸的食物。
> （5）忌咖啡、酒、烟。

按摩后请这样喝

		● 车前草红枣汤	● 金线莲茶
	功效	改善腿部酸痛	改善手部酸痛、其他部位酸痛
	材料	车前草 100 克、红枣 15 颗	干品金线莲 10 克、水 500 毫升
	做法	车前草洗净，红枣切开去籽，两者加水 3000 毫升，大火煮滚后小火煮 20 分钟，滤渣即可	将金线莲洗净，放入杯中以沸水冲泡 20 分钟，即可饮用

脱发

● 病症概述

脱发分为生理性和病理性两种，其中生理性是正常的。病理性脱发是指头发异常或过度地脱落，其原因很多。其中最常见的为脂溢性脱发。脂溢性脱发是在皮脂溢出过多的基础上发生的一种脱发，其症状为患者头皮脂肪过量溢出，常伴有头屑增多，头皮油腻，瘙痒明显。多发生于皮脂腺分泌旺盛的青壮年。患者一般头发细软，有的还伴有头皮脂溢性皮炎症状。开始逐渐自头顶部脱发，蔓延及额部，继而弥漫于整个头顶。头皮油腻而亮红，结黄色油性痂。

多数患者是精神压力过大，或家族遗传。

● 足部按摩反射区

膀胱、输尿管、肾脏、肾上腺、脑下垂体、肝脏、胆、甲状腺、甲状旁腺、淋巴结

⚠ 饮食禁忌

（1）忌吃辛辣刺激食物，如辣椒、大蒜、花椒、芥末、茴香、辣酱等。
（2）忌吃油煎、油炸的食物。
（3）忌生活压力过大、情绪不稳定。
（4）忌吃加工腌渍食品，如腌榨菜、久腌泡菜、皮蛋、咸蛋、泡面。

按摩后请这样喝		● 首乌生地当归茶	● 何首乌枸杞子茶
	功效	改善秃头、脱发	改善秃头脱发
	材料	何首乌、枸杞子、生地黄、熟地黄、当归各 250 克，川旱莲、女贞子、丹皮、茯苓各 15 克	何首乌、枸杞子、茯苓各 25 克，红枣 3 颗（去核），水 1500 毫升
	做法	将以上材料加水，大火煮滚后小火煮 10 分钟，滤渣即可当茶饮用	将以上材料加水，大火煮滚后小火煮 10 分钟，滤渣即可当茶饮用。喝 3 天停 1 天，要连续喝 1 个月，便可见效

手足对症按摩全书

过敏性皮炎

● 病症概述

　　过敏性皮炎是皮肤病中一大类病症，症状可有红、肿、痒、痛，尤以瘙痒最为明显，最让人烦恼。皮肤受到刺激而产生红痒、疹子，为皮肤炎的初期症状，如果发生在脸部，接着就会产生磷屑；如果是发生在身体四肢，则会有粗厚的圆点突起。同时由于气候变化或洗脸次数多等原因都会引起过敏性皮肤炎。

　　过敏性皮炎如用传统的控制方法治疗，如激素类、抗组胺类、消炎类药物治疗，一时见轻，但过一段时间病情又会加重，这样反复形成恶性循环。

　　过敏体质在首次接触致敏原时，会产生相应的抗体，抗体固定于皮肤、黏膜组织中，当再次遇到同样的致敏原，则会导致肥大细胞、嗜碱细胞脱颗粒，释放组胺、5－羟色胺等过敏反应介质，过敏即可发生。致敏原可能为药物、食物、化纤衣物、塑料等。

● 足部按摩反射区

膀胱、输尿管、肾脏、
肾上腺、甲状旁腺、
肝脏、内脏

● 足部按摩取穴

太冲、至阴

> ⚠ **饮食禁忌**
>
> 　（1）忌吃容易引起过敏的食物，如牛奶、虾蟹、甲鱼等。
> 　（2）忌吃各种辛辣刺激性食物。
> 　（3）忌吃油炸、肥腻食物，如动物内脏、奶油、巧克力。

按摩后请这样喝

● 金银花薄荷茶

功效	改善皮肤炎
材料	金银花 15 克、菊花 10 克、薄荷 5 克、水 1000 毫升
做法	将金银花菊花洗净加水，大火煮滚后小火煮 10 分钟，加入薄荷关火闷 5 分钟，滤渣即可

缺钙

● 病症概述

钙是构成牙齿和骨骼的主要成分，也是维持细胞功能结构的重要物质，与心脏搏动、神经传导、血液凝固和肌肉收缩都有密不可分的关系。缺钙会容易疲劳、抽筋、骨质疏松。

怎么知道自己是否缺钙呢？科学且简单的方法是去医院作血钙含量测定。正常人的血钙维持在 2.18 ～ 2.63 毫摩尔／升（9 ～ 11 毫克／分升），如果低于这个范围，则认定为缺钙。但对于 60 岁以上的老年人，由于生理原因，老年人甲状腺激素长期代偿性增高，引起了"钙搬家"，使血钙增高，这样，测量结果就不能真实反映体内钙的含量。此时，就应进行骨密度测量。

一般情况下，青壮年都有繁重的生活压力，紧张的生活节奏往往使他们疏忽了身体上的一些不适，加上该年龄段缺钙又没有典型的症状，所以很容易掩盖病情。当有经常性的倦怠、乏力、抽筋、腰酸背疼、易过敏、易感冒等症状时，就应怀疑是否缺钙。

● 足部按摩反射区

脑部、脑垂下体、甲状腺、甲状旁腺

❗ 饮食禁忌

（1）忌吃多糖类食物，糖会影响钙质的吸收。

（2）忌吃太咸的食物，盐分会造成钙的流失。

（3）忌喝咖啡、浓酒、茶。

（4）忌吃辛辣刺激性食物。

按摩后请这样喝

● 高钙芝麻酸奶

功效	改善缺钙体质	
材料	酸奶 200 毫升、蜂蜜 15 毫升、黑芝麻粉 10 克、冷开水 100 毫升	
做法	将全部材料混合拌匀，即可饮用	

食物中毒

● 病症概述

　　食物中毒，指食用了被有毒有害物质污染的食品或者食用了含有毒有害物质的食品后出现的急性、亚急性疾病。

　　食物中毒的特点是潜伏期短、突然地和集体地爆发，多数表现为肠胃炎的症状，并和食用某种食物有明显关系。由细菌引起的食物中毒占绝大多数。由细菌引起的食物中毒的食品主要是动物性食品（如肉类、鱼类、奶类和蛋类等）和植物性食品（如剩饭、豆制品等）。食用有毒动植物也可引起中毒。如食入未经妥善加工的河豚可使末梢神经和中枢神经发生麻痹，最后因呼吸中枢和血管运动麻痹而死亡。一些含一定量硝酸盐的蔬菜，贮存过久或煮熟后放置时间太长，细菌大量繁殖会使硝酸盐变成亚硝酸盐，而亚硝酸盐进入人体后，可使血液中低铁血红蛋白氧化成高铁血红蛋白，失去输氧能力，造成组织缺氧。严重时，可因呼吸衰竭而死亡。发霉的大豆、花生、玉米中含有黄曲霉的代谢产物黄曲霉素，其毒性很大，它会损害肝脏，诱发肝癌，因此不能食用。

● 足部按摩反射区

　　膀胱、输尿管、肾脏、肾上腺、甲状旁腺、肝脏、内脏

> **⚠ 饮食禁忌**
> （1）忌吃辛辣刺激食物。
> （2）忌吃煎、炸、熏、烤食物。
> （3）忌吃油腻食物。

● 足部按摩取穴

　　太冲、内庭、太白

按摩后请这样喝		● 空心菜汤	● 绿豆汤	● 紫苏甘草姜茶
	功效	改善误食毒菇	改善农药中毒	改善河豚及虾蟹鳖中毒
	材料	空心菜 300 克、水 1000 毫升	绿豆 300 克、水 2000 毫升	紫苏 10 克、甘草 5 克、生姜 3 片、水 800 毫升
	做法	将空心菜洗净切碎，加水大火煮滚后小火煮 20 分钟，滤渣即可饮用	将绿豆洗净，加水大火煮滚后小火再煮 30 分钟，即可喝汤，绿豆可当点心食用	将紫苏洗净，加甘草、生姜片与水入锅合煮，大火煮滚后小火再煮 20 分钟，即可当茶饮用

84 抽筋

● 病症概述

　　抽筋是一种不自觉的肌肉收缩痉挛现象，会造成肌肉僵硬酸痛。腿常抽筋大多是因为缺钙、受凉、局部神经血管受压引起。平时可适量的补钙，多晒太阳，注意局部保暖，也要注意体位的变化，如坐姿、睡姿，避免神经血管受压；也可做局部肌肉的热敷、按摩，加强局部的血液循环，如果还无改善，就应到医院检查治疗。

　　高热、癫痫、破伤风、狂犬病、缺钙等都可引起抽筋。常由于急剧运动或工作疲劳或胫部剧烈扭拧引起，往往在躺下或睡觉时出现。

● 足部按摩反射区

甲状腺、甲状旁腺

● 足部按摩取穴

解溪、三阴交、束骨

❗ 饮食禁忌

（1）忌寒凉的水果，如火龙果、水梨、苹果。

（2）忌冰冷的食物，如冰淇淋。

按摩后请这样喝	● 糙米酵素茶	
	功效	改善抽筋
	材料	糙米酵素 30 毫升、温开水 200 毫升
	做法	将以上二者拌匀即可饮用

帕金森病

● 病症概述

帕金森病是一种渐进性、退化性的神经疾病，好发病年龄在 60 岁以上，不分性别。目前对如何治愈该病还没有明确有效的方案，只知道帕金森病是因为大脑内部某一区域机能发生病变所引起的，而此区域控制我们的运动及平衡感。所以该病患者会不由自主地颤抖，表情与身体动作越来越迟钝缓慢，走路不稳，还有双手会失去正常摆动等症状。具体表现如下：

1. 姿势与步态。面容呆板，形若假面具；头部前倾，躯干向前倾、屈曲，肘关节、膝关节微屈；走路步距小，初行缓慢，越走越快，呈慌张步态，两上肢不作前后摆动。

2. 震颤。多见于头部和四肢，以手部最明显，手指表现为粗大的节律性震颤（呈搓丸样运动）。震颤早期常在静止时出现，在随意运动和睡眠中消失。

3. 肌肉僵硬伸肌、屈肌张力均增高，被动运动时有齿轮样或铅管样阻力感，分别称为齿轮样强直或铅管样强直。

4. 易激动，偶有阵发性冲动行为；汗、唾液、皮脂腺液等分泌增多；脑脊液、尿中多巴胺及其代谢产物降低。

● 足部按摩反射区

膀胱、输尿管、肾脏、肾上腺、甲状旁腺、脑部、颈

● 足部按摩取穴

申脉、行间

> **⚠ 饮食禁忌**
>
> （1）忌吃辛热刺激性食物，如辣椒、芥末。
> （2）忌浓茶、酒、咖啡。
> （3）忌吃油炸、油煎食物。

按摩后请这样喝		● 菠萝醋水	● 净血蔬果汁
	功效	预防帕金森病	降低胆固醇、净化血液
	材料	菠萝醋 30 毫升、水 300 毫升	胡萝卜 200 克、西芹 130 克、西红柿 1 个、柠檬 1 个
	做法	将二者拌匀即可饮用	将所有材料洗净，胡萝卜去皮切块，西红柿去蒂切块，西芹洗净，柠檬去皮对切。将材料用分离式榨汁机榨出原汁即可饮用，宜现榨现喝

虚脱

● 病症概述

有的患者突然表现恶心，头晕，面色苍白，呼吸表浅，全身出冷汗，肌肉松弛，周身无力，往往突然瘫倒在地，有的伴有意识不清，这就是虚脱的表现。在浴室洗澡时"晕堂"也是虚脱。当有大量吐泻，失血和某些不知因素的强弱刺激等，都会导致心脏和血管的急性功能障碍而引起暂时性虚脱。

发现患者虚脱，应立即安置平卧休息。给予温热茶水或糖水饮用，并用手指掐压人中、内关、合谷等穴位。或是针刺合谷、足三里等，都有助于急救患者。对"晕堂"者，应马上使其离开澡堂，擦干汗水，到更衣室平卧，采取头低足高位休息片刻，经过上述处理，一般很快即可恢复。

● 足部按摩反射区

心脏、肾脏、肾上腺

● 足部按摩取穴

三阴交

> **！饮食禁忌**
>
> （1）忌吃辛热刺激性食物，如辣椒、芥末、花椒、咖喱、茴香、烟、酒等。
>
> （2）忌吃寒凉生冷食物，如冰淇淋、冰冷饮料、西瓜、冬瓜、椰汁等。

按摩后请这样喝

● 党参枸杞子茶

功效	改善四肢、全身无力
材料	党参 10 克、枸杞子 30 克、沸水 750 毫升
做法	将材料放入杯中，以沸水冲泡 10 分钟，即可饮用

手脚冰冷

● 病症概述

天气一冷，就有许多人感觉全身发冷，手脚尤其冰凉得受不了。这种情况，就是中医所说的"阳虚"，也就是一般所俗称的"冷底"或是"寒底"，西医未必能有效改善，但如果使用中医长期调理，倒是可以将这类体质改善。手脚冰冷和心脏血管有很大的关系，因为血液是由心脏发出，携带氧气到全身各部位，氧经过燃烧后，才能产生热能，手脚才会温暖。一旦心血管系统的功能出现障碍，就会影响血液运行输送，造成手脚冰冷的情形。

从中医的观点来看，手脚容易冰冷、麻木，多是属于气血循环不畅，因为气虚、血虚所造成的血液运行不畅、血液量不足。

手脚冰冷的原因可能是体内血液量不够，血红素和红细胞偏低。

血管中有阻塞，或发热、感冒等都会影响大脑中枢神经，也会导致手脚冰冷。交感神经功能出了问题，使肌肉遇冷无法紧缩并产生热能以耐寒。

● 足部按摩反射区

膀胱、输尿管、肾脏、肾上腺、心脏、脾、肝、肺、胃、十二指肠、大小肠、生殖腺、淋巴结

● 足部按摩取穴

然谷、太溪、复溜、交信、三阴交、行间

> **❗ 饮食禁忌**
>
> 忌吃生冷寒凉的食物，如冬瓜，椰子、冷饮料。

按摩后请这样喝

● 西洋参红枣汤

功效	改善虚冷症
材料	西洋参 6 片、红枣 15 颗、沸水 500 毫升
做法	红枣洗净切开去核，将二者用沸水冲泡 30 分钟，即可滤渣饮用

第十二章 其他常见病症的足部保健按摩疗法

本章看点

● 看掌纹和指纹诊病
  掌纹和指纹都能作为诊病的依据

● 指甲形态与疾病
  指甲是身体重要部分，能反映身体的健康状况

● 看手掌诊病
  手掌可以反映身体的健康状况及人的性格

● 看手指诊病
  手指是血液回流的起点，其形态变化与身体健康关系密切

● 手疗简介
  一般意义上的手疗，是指手部按摩疗法

● 手疗基本操作手法
  手疗手法正确才能事半功倍，达到治疗和保健的目的

第十三章
认识手疗

　　手疗在现代慢慢成为一种简单易学的治病保健方法。根据中医全息学理论，人的五脏六腑在手部都有对应的反射区，刺激这些反射区就可以调节相应脏器的生理功能，起到除病保健的作用。手疗既可用于治疗各类病症，又可用于养生保健，用途相当广泛。本章先从掌纹、指纹、指甲形态和手指的形态变化等来诊断疾病，再介绍手疗的基本操作手法，让读者对手疗有一个基本的认识。

看掌纹和指纹诊病

在手诊中，指纹和掌纹都可以作为诊病的依据。掌纹不仅可以作为先天遗传疾病的诊断，还可以用来诊断后天的各种疾病，而指纹多用来诊断先天遗传病。

掌纹是指手掌上的纹线。粗的"线"和细的"纹"组成了手掌纹线，"线"生成于母体，不易改变，它是身体先天状况的反映，假如"线"改变了，那就一定是体内脏器发生了极大的变动。"纹"多形成于后天，由物理变化和化学变化的因素造成，比较容易改变。"纹"变化时，周期一般在3个月以上，最快的也需要8天（急性病变）。

掌纹的形成和变化与手部的神经系统和血液循环有着密切的关系。手掌是末梢神经的集中区，感觉灵敏，手的活动直接调动着大脑的思维反应，丰富的末梢神经活动对掌纹的变化有着不可忽视的影响。手部的微循环丰富而密集，因而手部的微循环是否通畅，直接影响到掌纹的变化。除此之外，掌纹还受到经络穴位的影响。虽然掌纹不是按照经络穴位来分布的，但手部是经络循行的集中区，所以掌纹不可避免地会受其影响。而经络又反映着人体各个部位的健康状况，所以掌纹的变化预示着人体健康的发展变化。

掌纹有一部分是不变的，代表家族遗传基因的情况；有一部分是变化的，会随着年龄、心理、职业、社会环境和身体状况的改变而改变。掌握这种变化规律，就可以凭借它来观察疾病的发生发展，从而起到防病诊病的作用。

指纹是皮纹图形在手指特定部位的表现。指纹是人们观察最早并且研究最多、应用最广的部分。指纹主要是根据遗传基因形成的，所以它是不会改变的，除了刑侦上将其作为鉴别个人身份的依据外，还可以用来诊断与遗传基因有关的病症。有些皮纹研究学者，从指纹上判断儿童的智商和行为异常、小儿唐氏综合征，获得了很多的成果。

指纹研究是皮纹学中的一个分支，也是医学领域的重要组成部分。目前，指纹已被广泛用于遗传学、人类学、民族学、优生学等多种学科。基因诊断被称为第四代诊断技术，它弥补了过去传统诊断方法的不足之处，不以疾病的表征为前提，而以基因型为基本前提，即通过分析某种基因的缺陷，而对某种疾病作出诊断。指纹诊病作为基因诊断的一个方面，对于遗传疾病及其他一些重大疾病的预防和基因诊断具有重要的意义。

看手纹诊病

指纹与掌纹

指纹的形成由遗传基因决定，不会改变，主要用来诊断先天性遗传疾病；掌纹会随着人的生理和社会因素的改变而改变，主要用来诊断人体健康的发展变化。

正常的手纹

正常的手纹包括指纹、指节纹、掌纹、掌花纹四种纹线。指纹是皮纹图形在手指特定部位的表现，可分为10种类型；指节纹是指与指之间、指与掌之间的屈褶纹；掌纹包括大鱼际曲线、小鱼际抛物线和小指根下横曲线，以及其他一些辅助线和干扰线；掌花纹即指节以下手掌部分的皮肤花纹。

常见的指纹类型

简单弓形纹　　　尺箕纹

帐幕弓形纹　　　桡箕纹

螺形纹　　　囊形纹

环形纹　　　变形纹

绞形纹　　　偏形纹

指甲形态与疾病

指甲是身体重要的一部分，可以说是皮肤的延长。出现在指甲上的现象不仅可以反映出内脏的状态，还可以反映出精神状态的变化，由此我们就能了解一个人全部的健康状态。

● 长指甲

甲面占指节3/5以上的指甲属于长指甲，具有这种指甲的人个性温和，感情细腻，情绪较抑郁，易伤感，一般呼吸系统较弱，易感冒，通常妇女多见这种甲型。若指甲长而方，表示此人对自己要求高，对周围人也有同样高的要求，而且情绪敏感。

● 短指甲

甲面占指节1/3左右的指甲属于短指甲，具有这种指甲的人，健康状况较好，体格粗壮，但情绪较暴躁，易患高血压及肝病；指甲极短且呈矩形的人，心灵手巧，适合技术领域的工作。此外，半月痕很小或完全没有的人，易患心脏病。指甲短而肥大的人，性格活跃，喜欢运动，处事果断，但有时性格极为固执。

● 圆形指甲

圆指甲的甲板面一般呈半圆形，甲皱沟不整齐，颜色较正常，表示身体健康状况良好，但易患偏头痛等。

● 方形指甲

方指甲甲面不及末节的1/2，长宽相近，颜色正常，这种指甲类型的人易患循环系统疾病、心脏病等。指甲偏向正方形的人，不会有极端的行动，喜欢按常识做事，往往可以得到确实的成果，但不擅长交际。

● 狭长指甲

狭长指甲的长度与长形指甲相似，占指节的3/5以上，但甲面的横径小，宽约为长的1/3，指甲多柔软脆弱，这种指甲类型的人易患颈腰椎增生、骨质增生及心脏病等症。

看指甲诊病

看甲痕知体质养生

甲痕诊病	体质类型	易患疾病	养生建议
十指没有甲痕	为寒底型体质，体内阳气虚弱而阴寒较盛	容易疲劳乏力，吸收功能差，面色苍白，手脚厥冷，心惊，嗜睡，容易感冒，精神不振，精力衰退，体质下降	补充蛋白质，如奶类、蛋类、豆类、鱼类、黑色食物、种子果实类食物
十指均有甲痕	为热底型体质，阳气偏盛，脏腑功能亢进	容易面红，上火，烦躁，便秘，易怒，口干，食量大，不怕冷，好动，甚至血压高，血糖高，容易中风	多吃些清热降火的食物，如冬瓜、西瓜、胡萝卜、西红柿、空心菜、菠菜、竹笋等

指甲与人体部位的对应关系

　　双手的指甲与人体部位有着一定的对应关系，根据这种对应关系就可以诊断出身体相应部位的健康状况。

肝、胆、脾、胃

胸、心、肺

肾、膀胱、肠道

下肢

头部、颈部

指甲九畴十区划分法

　　根据壮医的实践经验，有些手相专家把指甲划分为十区，这种划分法被称为九畴十区划分法。这十区分别对应人体的脏腑器官，因此观察此十区的变化，即可了解身体健康的状况。

1、3区	肺
2区	心脏
4、6区	肝胆胰
5区	脾胃
7、9区	小肠、大肠
8区	肾脏、膀胱
10区	胞宫、精室、骨骼

看手掌诊病

手掌可以反映出身体其他部位的健康状况，同时也可以显示人的性格。观察时应让被检查者洗净双手，将手自然分开，掌心向上，放到光亮的地方。根据手掌及手指的不同形状，可以把手掌分为以下几种类型：原始型、竹节型、尖头型、四方型、圆锥型、匙型手。

1. 原始型手较肥厚，手指短，指结厚硬粗糙，掌厚大而硬，尤其是掌的下部特别粗厚，掌纹简单而粗犷，掌背青筋浮露，皮肤颜色较深。这种手形的人，大多思想单纯，性情粗犷，智力平平，但体力很好，易激动而发怒，容易精神紧张，因此易患高血压和呼吸系统方面的疾病。

2. 竹节型手，手掌修长而骨挺，手指消瘦，骨关节较高，指尖的形状介于方与尖之间，拇指长大而刚直，皮肤颜色较深，手背筋肉和血管隆起。这种手形的人，性情较古怪，善于思考，往往用脑过度而伤及体力，一般呼吸、泌尿、生殖等系统功能较弱。

3. 尖头型手，手细长而无肉，手指纤长而柔弱无力，指甲呈扁桃型而绯红，拇指粗细匀称，皮肤白皙，青筋较明显。这种手型的人，一般健康状况差，神经衰弱、胆怯，易患呼吸系统疾病，并且泌尿、生殖系统功能较差。

4. 四方型手，手颈及掌指均很宽，外形直而方，指甲短也呈方形，拇指直而长，拇指球相当发达，手掌肌肉筋骨厚而坚实有弹性。这种手形的人，体力好，精力充沛，各方面发育良好，但有的人性格过于固执，成年以后容易患心脑血管疾病。

5. 圆锥型手，手形和手指均细长，大小适中，越向手掌上部越窄，指根粗，指尖为圆锥形状，手掌肥厚，皮肤柔润富有弹性，肤色较白，青筋隐而不露。这种手形的人，思想敏锐但缺乏耐力，大多脾胃功能差，易患消化系统疾病。

6. 匙型手，手腕多粗大，指根也较粗大，指尖像汤匙，指甲圆厚而大且硬。这种手形的人，一般健康状况良好，体形高大，性格开朗，比较自信，性情急躁，掌背青筋粗浮者易患高血压、糖尿病等。

常见六种手掌型

原始型手者一般易患心脑血管和呼吸系统疾病，此类型手者易精神紧张。

竹节型手者一般呼吸和消化系统较弱，生活中应避免肺、肾功能消耗过大。

尖头型手者一般体质较差，易得高血压、心脏病或者糖尿病等疾病，但没有强烈的烦躁易怒情况。

四方型手者手掌为方形，手质较柔韧。此类手型的女性应避免更年期综合征及神经性头痛。

圆锥型手上面粗，下面细，此型手者多为脾胃虚弱，中晚年时需预防关节炎等疾病。

匙型手者一般健康状况比较好，但易患高血压、糖尿病等疾病。

看手指诊病

手指位于人体上肢的末端，是血液回流的起点之一，而且心、肺、大肠、三焦、小肠、心包等经络均循行于指尖，因此手指形态的变化与身体健康有着密切的联系。所以，手指也是掌纹诊病的参考之一。人有气色，手指也有气色，手指的不同气色也反映了身体健康情况的不同。

红润：气血运行良好、微血管内血液充盈。

白色：气血不足，肺气虚。中指苍白细弱，说明心血管功能不足或贫血。小指苍白，提示脾肾虚寒，小便清长，大便不调。

黄色：脾气虚，肝脏功能下降，若为土黄色而无光泽则提示可能有肝脏肿瘤。

暗红色或紫红色：血液黏稠度增高，可能有心血管系统疾病。

青色：胃肠功能不良，脾胃虚寒，血液中含氧量降低，血液循环障碍。

暗黑色：肾气不足，提示肾功能障碍。假如整个手色发暗，没有光泽，仿佛笼罩一层黑雾，则说明机体免疫功能低下，可能患有免疫系统疾病。

此外每个手指可代表不同的脏腑器官，手指与脏腑有相应的对应规律。

拇指反映肺脾功能。过分粗壮显示易动肝火，出现眼涩眼痒、口苦、心情烦躁、头晕的病症；扁平薄弱显示少年时期体质差，易患神经衰弱；上粗下细则表示吸收功能差，身体瘦弱不易肥胖；上细下粗表示吸收功能好。

食指反映肠胃功能。苍白瘦弱表示肝胆功能差，消化功能差，易疲倦；第一指节过长表示健康功能差；第二指节过粗表示钙质吸收不平衡，骨骼、牙齿多较早损坏；第三指节过短易患神经方面疾病；指头偏曲，指节缝隙大显示易患消化系统疾病，特别易患大肠疾病。

中指反映心血管功能。苍白细小表示心血管功能差，需注意家族遗传；中指偏短显示易患肺肾疾病；第二指节过长意味着钙质代谢差。

无名指反映肝胆功能。无名指太长见于因生活不规律而影响健康的人；无名指太短表示身体元气不足，体力不佳，免疫力低；无名指的强弱与人体泌尿生殖系统有关，要注意补肾。

小指反映子宫、睾丸、肾功能。小指瘦弱的女性易患月经病、妇科病；男性易肾亏、性功能差、生育困难。

看手指诊病

手指诊病

手指位于肢体末端，共有六条经络循行经过，因此手指的形态变化与健康有密切的关系。据研究，不同手指对应着不同的脏腑器官，并反映其所对应器官的病理变化。

手指诊病	拇指	长短均匀，圆长健壮，直而不偏	脾、肺
	食指	柔软富于弹性，圆长健壮	肠、胃
	中指	圆长健壮，直而不偏	心血管
	无名指	圆秀健壮，直而不偏	肝、胆
	小指	长短相称，直而不偏	子宫、睾丸、肾

从大拇指看你的生命力与性格

拇指形状	生命力与性格
拇指较宽	讲究观察，性格有些固执
拇指较长	头脑清晰，适应社会的能力很好
拇指扁平或薄弱	体质较差，且神经质，办事缺乏韧性
拇指短小	情绪不稳定，性格优柔寡断，意志不够坚定，易胆怯
第一指节端正、长度正常	意志坚定，有恒心有耐性，而且敦厚稳重，具有适应能力
第二指节长度正常	理解力强，有逻辑分析能力而处事果断
第一指节长于第二指节	观察力敏锐，但自负而缺乏思虑，易激动
第一指节短于第二指节	感情不稳定，性格内向

手疗简介

从狭义上来说，手疗一般就是指手部按摩疗法，就是通过手对手部某些固定的与身体内外脏器、组织有着特异联系的穴位，病理反射点或敏感点等，以特定的治疗手法的刺激，一般采用点法、揉法、按法、推法等手法，来调节相应经络、脏腑、组织、器官，以达到保健强身、治疗急慢性疾病的目的。

从广义上来说，手疗还包括针刺疗法、点刺疗法、七星针疗法、艾灸疗法、指针疗法、割治疗法、埋线疗法、穴位注射疗法、手部直流电疗法、握药疗法等，但是因为在手疗的这些手法中，手部按摩疗法是最有代表性、最简单方便、最经济实惠，也是流传最广，最受老百姓喜爱的，因此一般说到手疗时，其实说的就是手部按摩疗法。

手疗（以下提到手疗时均指手部按摩疗法）既可用于治疗各类病症，又可用于养生保健，用途相当广泛。通过手疗大家既可互治，又可自治，所以手疗深受大众的垂爱和欢迎。这也是由手疗的自身特点和优势决定的。

手疗的优点

范围广泛	既可用于急性病症的治疗，又可用于各种慢性病症的治疗，内科、外科、骨伤科、妇科、儿科、皮肤科、五官科等临床各科的很多常见病、多发病甚至少数疑难杂症，都可以采用手疗来进行治疗
操作简单	手疗法无需高新技术以及复杂的医疗器械，仅凭双手以及一些简单工具便可操作，比较容易学习和掌握，可以说是一学就会，一看就懂，特别适合老百姓的居家保健祛病
安全可靠	手疗法是一种自然疗法，安全可靠，无污染，又不像药物那样会使人体产生药性依赖，也不会对人体脏腑造成任何损害
疗效好，见效快	对于手疗的各种适应证，不论是急性病还是慢性病，只要运用得当，都会起到意想不到的效果。而且，手疗还是一种不可多得的保健强身的方法，只要坚持使用，一定会获益良多

手疗虽然适用面极广，但并不是万无一失的，有些病症并不适合手疗，或者要有选择性地使用，或者在使用时需注意一些问题，避免身体出现不适，因此在临床上，手疗的具体应用还要注意一些操作事项。

手疗的注意事项

手疗场所	空气要流通，冬天要做好保暖，避免手部受寒或者冻伤；夏季天气闷热，可以打开电风扇解热，但是要注意不可直接对着吹风，在进行手疗时，室内的旁人切不可吸烟
手疗力度	手疗力度要适中，每穴治疗3~5分钟，每次以15~30分钟为宜。对于急性病症，每日可治疗1~2次，病愈后即止；对于慢性病症，则宜每日或隔日治疗1次，5~10次为1个疗程
身体状态	暴饮、暴食或者饥饿、极度疲劳的状态下，1个小时内均不可做手疗。在进行手疗前最好休息15分钟，如果是刚做完剧烈运动则要休息半个小时才能进行
老弱人群手疗	老年人关节僵硬，骨骼相对松脆，少年儿童皮薄肉嫩，所以对这两种对象做手疗时手法要轻柔，不可太用力
患者手疗	严重病患或者病情较为严重的人，做手疗时要配合常规疗法同时进行，或以常规疗法为主，手疗法为辅，以达到快速治愈疾病的目的
手疗禁忌	手部有感染、化脓性病灶者，都禁用手疗法；皮肤过敏者，也要慎用手疗法

手疗基本操作手法

　　手部按摩保健法的基本手法大概有按、揉、点、捻、掐、推、擦、摇转、拔、摩等十几种，在具体操作时，如果手法选择不得当，可能治疗效果会不显著，影响治疗的信心，所以只有选择合适的手疗方法才能事半功倍，达到治疗和保健的目的。

按摩的常用手法

按摩手法	定义	适用范围	注意事项	功效
按法	用拇指指尖或指腹（肚）垂直平压穴位、反应区、反应点	按法一般适用于手部大、小鱼际处等较平的穴区。可用来进行各种慢性疾病、慢性疼痛的治疗	着力部位要紧贴手部表面，移动范围不宜过大，用力要逐渐加重，缓慢而持续，不要用爆发力，按压频率和力度都要均匀	通经活络、祛寒止痛
揉法	把手指螺纹面按在手部穴区上，放松腕部，以肘部为支点，前臂摆动，带动腕部和掌指作轻柔缓和的旋转性揉动，将力通过手指传达至各部位	适宜在表浅或开阔的穴位上进行。常用来治疗慢性病、虚症、劳损	压力宜轻柔，动作要协调有节律，持续时间最好长些	启闭开阖、调节阴阳
点法	用拇指指端或中指顶端或小指外侧尖端加上无名指、拇指固定，或屈拇指指尖关节，或屈食指以近端指尖关节等部位，点压手部穴位	一般用于骨缝处的穴区，多用于急症、痛症等的治疗	点法接触面积小，力度强，刺激量大。操作时要求准确有力，不要滑动，力量调节幅度大	快速止痛

捻法	所谓捻法，就是用拇指、食指螺旋纹面夹持一定部位，用单指或两指相对做搓揉动作	主要用于手部每指各部小关节。也可应用于慢性病症，局部不适及保健等	既强调频率和作用部位，又要重而不滞，轻而不浮	活血、通络、止痛
掐法	可以用手指顶端甲缘对手部穴位区施以重刺激，一般多用拇指顶端及桡侧甲缘施力，也有以拇指与其余各指顶端甲缘相对夹持穴区来施力	常用于掌指关节结合部及掌骨间缝部位的操作。用于治疗痛症、癫狂发作、急症、神经衰弱等	掐法属强刺激手法，掐时要慢慢用力，到引起强反应时停止。运用此法时切不可滑动，否则很容易损伤皮肤。为避免掐破皮肤，可在重掐部位覆盖一层薄布	舒筋、活络
推法	用指掌、单指、多指及掌根、大小鱼际侧，着力于手部的一定穴位及反应点，单向直线移动	适用于手部纵向长线进行。慢性病、劳损性疼痛、酸痛、虚寒及保健等均可用此法进行治疗	指掌紧贴体表用力稳妥，速度缓慢均匀。为使力度调控自如，推法一般是沿手部骨骼走向进行操作	开通穴道、活血化淤
擦法	用单指或手掌或大小鱼际及掌根部附着于手的一定部位，紧贴皮肤进行往复快速直线运动	擦法适用于手掌、手指部顺骨骼走向，特别是手掌心部操作运用。适用于慢性疾病、虚寒证、精神性疾病等，也可用来强身健体	腕关节要自然伸直，前臂与手保持水平，指擦的指端可微微下按，以肩关节为支点，上臂主动带动指掌做反直线移动。擦法的着力一定要轻而不浮、节奏迅速才能收到满意效果	行气活血、温煦补益
摩法	把手掌面或食指、中指、无名指螺纹面附于手部一定部位上，用腕关节连同臂部摆动使掌部穴区上作顺时针或逆时针的循环擦动。重手法后可用摩法进行放松调整	摩法适用于手部相对开阔的部位。常用来治疗老年疾病、慢性病、虚症、寒证	要求动作轻柔、速度均匀协调，频率要快。摩法操作时要持续、均匀、迅速，不应重滞不匀	温经通络、行气活血

本章看点

- **高血压**
  高血压会导致心肌肥厚、心脏扩大、心功能不全等症

- **冠心病**
  冠心病是冠状动脉粥样硬化性心脏病的简称

- **急性脑血管病**
  急性脑血管病是指一组起病急骤的脑部血管循环障碍的疾病

- **糖尿病**
  糖尿病是一种常见的内分泌代谢病

- **贫血**
  贫血为循环血液单位容积内，血红蛋白低于正常值下限

- **甲亢**
  甲亢是甲状腺功能亢进症的简称

- **更年期综合征**
  更年期综合征是由性激素水平波动或下降而引起的一系列症状

第十四章
循环系统及内分泌系统
疾病的手疗法

　　循环系统疾病是常见病，尤其在内科疾病中所占比重很大。内分泌系统是由内分泌腺及分布于其他器官的内分泌细胞组成，其中任何一种内分泌细胞的功能失常所致的一种激素分泌过多或缺乏，均可引起相应的病理生理变化。本章介绍的是循环系统及内分泌系统疾病的手诊手疗知识。

高血压

高血压病是指在静息状态下动脉收缩压和（或）舒张压增高（大于140/90毫米汞柱），常伴有脂肪和糖代谢紊乱以及心、脑、肾和视网膜等器官功能性或器质性改变，以器官重塑为特征的全身性疾病。

● 症状反应

☐ 头痛：若经常感到头痛，而且很剧烈，同时又恶心作呕，就可能是向恶性高血压转化的信号。

☐ 耳鸣：双耳耳鸣，持续较长时间。

☐ 气短心悸：高血压会导致心肌肥厚、心脏扩大、心功能不全，这些都是导致气短心悸的原因。

☐ 眩晕：可能会在突然蹲下或站立时发作。

● 病因分析

此病病因尚未十分明确。一般认为高级神经中枢功能障碍在发病中占主导地位，体液、内分泌因素、肾脏等也参与发病过程。

● 看手知健康

1. 心区及大鱼际部位颜色鲜红，肝部有暗红色线条出现。肾区淡白无华。表明情绪急躁、易怒，有心悸头晕症状。

2. 1线紊乱不清晰纹路深刻，明显易见，2线走向平直。

专 家 支 招

问：哪些症状可能是高血压的危险信号呢？

答：有六个症状必须注意。一是头疼：部位多在后脑，并伴有恶心、呕吐感。二是眩晕：女性居多。三是耳鸣：双耳耳鸣，持续时间较长。四是失眠：多为入睡困难、早醒、易做噩梦、易惊醒。五是肢体麻木：手脚麻木或皮肤如蚁行感。六是心悸气短。

对症手诊手疗

看手诊病

肝区
有暗红色线
条出现

心区
颜色鲜红

肾区
淡白无光

色泽特征

2线走向平直

1线紊乱，纹
路深刻，被两
条平行的短线
切过

手线变化

手疗治病

血压反应区:
揉法20次

颈肩穴:
按法20次

心肺穴:
掐法20次

肝胆穴:
擦法20次

	手疗部位	步骤	选穴	方法
手疗流程	手背	第一步	血压反应区	揉法20次
	手侧	第二步	颈肩穴	按法20次
		第三步	心肺穴	掐法20次
		第四步	肝胆穴	擦法20次

● 对症食疗

山楂降压汤：山楂15克，猪瘦肉200克，食用油30毫升，生姜5克，葱10克，鸡汤1000毫升，食盐适量。猪瘦肉切片；生姜拍松；葱切段。锅内加入食用油，烧至六成熟时，下入生姜、葱爆香，加入鸡汤，烧沸后下入猪瘦肉、山楂、食盐，用小火炖50分钟即可。

冠心病

冠心病是冠状动脉粥样硬化性心脏病的简称，为冠状动脉硬化导致器官病变的最常见类型。

● 症状反应

□ 心绞痛型：表现为胸骨后的压榨感，闷胀感，伴随明显的焦虑，持续3~5分钟，常发散到左侧臂部、肩部、咽喉部、背部和右臂。

□ 心肌梗死型：梗死发生前一周常有前驱症状，如静息和轻微体力活动时发作的心绞痛，伴有明显的不适和疲惫。

□ 无症状性心肌缺血型：很多患者有广泛的冠状动脉阻塞却没有感到过心绞痛，甚至有些患者在心肌梗死时也没感到心绞痛。

● 病因分析

因冠状动脉狭窄、供血不足而引起的心肌机能障碍和（或）器质性病变，故又称缺血性心肌病。

● 看手知健康

1. 明堂处出现独立的"△"形纹，说明患有冠心病，而且正在向严重的方向发展。

2. 3线尾端出现"△"形纹，提示心肌缺血，要预防隐性冠心病。

问：我叔叔到医院检查，确定得了冠心病，请问此病有什么警示特征表现吗？

答：一旦突发胸部或上腹疼痛，或者产生心慌、气短、烦躁、胸闷、精神不振、头晕、疲乏等一系列症状，一定要及早到医院去进行检查，确诊后应及时治疗，不可存侥幸心理，以免延误病情。

对症手诊手疗

看手诊病

明堂处出现独立的"△"形纹

手纹变化

3线尾端出现"△"形纹

手线变化

手疗治病

心穴：
点法15次

心悸点：
掐法15次

劳宫穴：
揉法20次

急救点：
掐法20次

手疗流程	手疗部位	步骤	选穴	方法
	手心	第一步	心悸点	掐法15次
		第二步	劳宫穴	揉法20次
		第三步	心穴	点法15次
	手背	第四步	急救点	掐法20次

● 对症食疗

玉竹炖猪心：玉竹50克、猪心500克，生姜、葱、花椒、食盐、白糖、味精、香油适量。将玉竹洗净，切成段；猪心剖开，洗净血水，切块。将玉竹、猪心、生姜、葱、花椒同置锅内煮40分钟。下食盐、白糖、味精和香油于锅中即可。趁热空腹分2次食用。

95

96 急性脑血管病

急性脑血管病是指一组起病急骤的脑部血管循环障碍的疾病，临床上又称脑血管意外、卒中或中风。据最近流行病学调查表明，急性脑血管病、心脏病、肿瘤已构成人类三大致死原因。

● 症状反应

- ☐ 头晕头痛。
- ☐ 肢体偏瘫或不自主抖动。
- ☐ 眩晕。
- ☐ 四肢瘫痪。
- ☐ 视力模糊。
- ☐ 失明。
- ☐ 呕吐。

● 病因分析

它可以是脑血管突然血栓形成，脑栓塞致缺血性脑梗死，也可以是脑血管破裂产生脑出血。出血性脑血管病则由于高血压、脑动脉粥样硬化、先天性脑动脉瘤、脑血管畸形等所致。

● 看手知健康

1. 2线和3线清晰，3线突然断截，消失不见，则是脑卒中、脑出血征兆。
2. 1线有岛纹状，提示可能因脑血管瘤或脑血管畸形而发生意外。

问：大夫说我的婶婶得了小中风，小中风是不是不严重啊？

答：小中风是短暂性脑缺血发作的俗称，其实是急性脑血管疾病的一种，主要表现是手中物品突然落地、单瘫、偏瘫、眩晕、耳鸣及吞咽困难等，持续时间短则数分钟，长则1个小时，最长不超过24个小时。小中风虽然病情轻，发作时间短，却很可能是脑血栓和脑出血的预兆，所以一旦发现，就应及早就医。

手足对症按摩全书

292

对症手诊手疗

看手诊病

1线有"岛"形纹

手纹变化

3线突然截断

手线变化

手疗治病

中冲：
揉法20次

肝胆穴区：
擦法20次

关冲：
揉法20次

阳池：
揉法20次

手疗流程	手疗部位	步骤	选穴	方法
	手心	第一步	肝胆穴区	擦法20次
	手背	第二步	关冲	揉法20次
	手心	第三步	中冲	揉法20次
	手背	第四步	阳池	揉法20次

● 对症食疗

枸杞子菊花饮：枸杞子30克，菊花10克。将两种材料煎汤代茶饮。每日服1剂，分次饮服。对中风先兆及中风后血压偏高、头晕目眩者疗效较好。

鲤鱼脑髓粥：鲤鱼脑髓60克，粳米60克，调料适量。先淘净粳米，把粳米与鲤鱼脑髓一起放入锅内，加适量清水，用慢火煮成粥。根据个人口味添加适量调料后食用，每次1碗。

96

糖尿病

糖尿病是一种常见的内分泌代谢病，其基本病理、生理改变为绝对或相对性胰岛素分泌不足所引起的代谢紊乱，其特征为高血糖、尿糖、葡萄糖耐量降低及胰岛素释放试验异常。

● 症状反应

☐ 多饮。　　　　　☐ 多尿。

☐ 多食。　　　　　☐ 消瘦。

☐ 蛋白质、脂肪、水和电解质等一系列代谢紊乱综合征。

● 病因分析

1. 自身免疫系统缺陷。在糖尿病患者的血液中可查出多种自身免疫抗体，这些异常的自身抗体可以损伤人体胰岛中分泌胰岛素的胰岛B细胞，使之不能正常分泌胰岛素。

2. 遗传因素。目前研究提示遗传缺陷是糖尿病的发病基础，这种遗传缺陷表现在人第六对染色体的人类白细胞抗原（HLA）异常上。

3. 病毒感染可能是诱因。因为糖尿病患者发病之前的一段时间内常常得过病毒感染。

● 看手知健康

1. 肺二区颜色鲜红，按之不易退去，为多饮、烦渴为主的上消化道症状。胃一区温热、潮红，则是多食善饥的中消症状。肾区苍白不泽，为尿频、尿多的下消症状。

2. 皮肤区干燥，3线上有障碍线介入或出现岛纹，乾位色暗伴有格子纹。

> 专家支招
>
> 问：年轻人怎么知道自己得了Ⅰ型糖尿病啊？
>
> 答：糖尿病本身隐蔽性较高，因为大家误认为糖尿病是中老年疾病，所以往往会错过治疗的最佳时机，因此建议年轻人一旦出现口渴、乏力、能吃等症状时应尽快到医院检查，争取在发病的初期阶段使疾病得到治疗和控制。

对症手诊手疗

看手诊病

胃一区
颜色潮红

肾区
苍白不泽

肺二区
颜色鲜红

色泽特征

乾位有方形纹

3线上有
"岛"形纹

手线变化

手疗治病

大陵:
揉法20次

腕骨:
揉法20次

肾穴:
揉法20次

胃肠点:
摩法20次

手疗流程	手疗部位	步骤	选穴	方法
	手心	第一步	大陵	揉法20次
	手背	第二步	腕骨	揉法20次
	手心	第三步	胃肠点	摩法20次
		第四步	肾穴	揉法20次

● 对症食疗

豆腐浆粥：粳米50克，豆腐浆500毫升。煮粳米，加豆腐浆，至米开花后熬成粥，调味食用。适用于糖尿病伴高血压、冠心病者，肾病、肾衰者不宜服用。

木耳粥：黑木耳5～10克，粳米100克，红枣3颗。浸泡黑木耳，将粳米、红枣煮粥，快熟时加黑木耳。适用于糖尿病血管病变者，黑木耳有破血作用，患有糖尿病的孕妇慎用。

贫血

贫血为循环血液单位容积内，血红蛋白低于正常值下限。国内诊断贫血的血红蛋白标准为：成人男性低于12克每分升，成年女性低于11克每分升，孕妇低于10克每分升。

● 症状反应

☐ 皮肤苍白。　　☐ 面色无华。

☐ 呼吸急促。　　☐ 心跳加快。

☐ 食欲不振。　　☐ 腹泻。

☐ 闭经。　　　　☐ 性欲减退。

● 病因分析

1. 失血性贫血。失血最常见的原因，有创伤引起的外出血；内脏破裂的内出血；血管肉瘤引起的体腔内出血或外出血等。

2. 溶血性贫血。由红细胞的破坏过速、过多，超过造血补偿能力引发，正常的红细胞破坏衰老的红细胞。

3. 再生障碍性贫血。一种是再生不良，另一种是再生不能。

● 看手知健康

1. 掌心色白，手掌皮肤皱纹处淡白无华，眼区和肾区颜色偏白，青筋浮现。肝区则有淡青之色，郁结不散。

2. 2线末端有分叉，且成"八"字形，提示贫血信号。

专家支招

问：我媳妇儿让我儿子（2岁）每天喝很多牛奶，还说这样最健康，请问牛奶喝多了好吗？

答：过量食用牛奶对孩子健康成长非但不利，而且还会导致孩子贫血。我在临床中发现，一些婴幼儿就是因过分依赖牛奶而造成体内缺铁和维生素贫乏，铁是造血的基础元素，小儿铁不足就容易出现身体虚弱、易困易倦等贫血症状。

对症手诊手疗

看手诊病

肝区青暗无光

眼区青筋浮现

肾区青筋浮现

色泽特征

2线有"八"字形分叉

手线变化

手疗治病

神门：擦法15次

脾胃穴：擦法15次

肾穴：擦法15次

手疗流程	手疗部位	步骤	选穴	方法
	手心	第一步	神门	擦法15次
	手侧	第二步	脾胃穴	擦法15次
		第三步	肾穴	擦法15次

● 对症食疗

红枣木耳汤：红枣30颗，黑木耳25克，红糖适量。把黑木耳用冷水泡发后，洗净撕成小朵，放进沙锅，加适量水，先用大火煮沸，再用小火炖煮半个小时，等黑木耳熟烂时，加适量红枣和红糖，煮至红糖完全溶化即可。

韭菜炒猪肝：猪肝100克，韭菜50克，洋葱80克，色拉油1大匙，调料适量。把猪肝洗净，切成薄片，煮至七成熟后，与新鲜韭菜、洋葱一起炒，用适量调料调味即可。

98

297

甲亢

甲状腺功能亢进症简称甲亢，是由多种原因引起的甲状腺激素分泌过多所致的一组内分泌病症。临床上以弥漫性甲状腺肿伴甲状腺功能的亢进和结节性甲状腺肿伴甲状腺功能亢进占绝大多数。

● 症状反应

☐ 多食。　　　　　　　☐ 消瘦。

☐ 畏热。　　　　　　　☐ 多汗。

☐ 心悸。　　　　　　　☐ 激动。

☐ 不同程度的甲状腺肿大。　☐ 眼突。

● 病因分析

1. 自身免疫因素和遗传因素：前者的发生、发展过程迄今尚不清楚。后者的背景和遗传的方式也未被阐明。

2. 环境因素：例如创伤、精神刺激、感染等都可能诱发甲亢。

● 看手知健康

1. 脑三区可见褐色斑块，眼区有青黑色凸起。拇指根部散布红色晕斑，则提示心火旺，有心悸、心动过速等症。

2. 小鱼际和5线上出现许多细小横纹且2线较淡，表明患者精神紧张，情绪易激动，多疑。

问：治疗甲亢一般需多长时间？甲亢药物需要经常更换吗？

答：甲亢的治疗时间相对比较漫长，一般需要一年半到两年的时间，这段时间内要根据自身症状、体征、辅助检查等项情况来调整用药，逐步减量。接着可以服用维持量，直到疗程期满。平时注意监测血常规、肝功能、甲状腺功能等。

对症手诊手疗

看手诊病

色泽特征

脑三区有褐色斑块

眼区有青黑色凸起

拇指根部有红色晕斑

手纹变化

5线上有小横纹

小鱼际上有小横纹

手疗治病

心悸点：按法20次

劳宫穴：按法20次

多汗点：按法20次

肾穴：按法20次

手疗流程	手疗部位	步骤	选穴	方法
	手心	第一步	劳宫穴	按法20次
		第二步	心悸点	按法20次
		第三步	多汗点	按法20次
	手侧	第四步	肾穴	按法20次

● 对症食疗

莲子茯苓门冬糕：麦门冬500克，莲子500克，茯苓500克，白糖、桂花适量。莲子、茯苓洗净，把莲子去皮、心，茯苓切片，与麦门冬同研成细粉，拌入白糖、桂花，用水调匀，上笼蒸20分钟。每天2次，每次50克。

灵芝茶：灵芝片10克，水1000毫升，红糖30克。把灵芝洗净，切成碎块。锅内放入水，倒入切好的灵芝碎块，先用大火把水烧开，再转小火继续煮半个小时，熄火后，滤掉药渣，加入红糖调味，即可食用。注意体质过于虚弱者不宜天天服用。

99

更年期综合征

更年期综合征是指一部分妇女在自然绝经后，由于卵巢功能衰退，所引起的生理变化和自主神经功能紊乱为主的症候群。

● 症状反应

- □ 颧骨部、颈部及胸背部的皮肤潮红。
- □ 心率加快。
- □ 情绪不稳定，易激动、紧张或抑郁。
- □ 烦躁不安，失眠多梦。
- □ 头痛、腰腿痛。
- □ 眩晕耳鸣。
- □ 血压波动。

● 病因分析

更年期综合征是由性激素水平波动或下降而引起的一系列症状。更年期妇女，由于卵巢功能减退，垂体功能亢进，分泌过多的性腺激素，引起自主神经功能紊乱，从而出现一系列程度不同的症状。

● 看手知健康

1. 1线、2线和3线这三大主线有6线穿过，6线浅淡细长，提示患者情绪不稳定，烦躁不安，失眠多梦。

2. 3线末端有一个大岛纹，提示头痛腰腿痛信号。

问：更年期妇女怎样可以提高睡眠质量呢？

答：一忌临睡前进食，睡前吃东西，不仅影响消化器官休息，也使大脑皮层相应功能区兴奋，容易产生噩梦；二忌睡前用脑或说话，否则大脑兴奋就会难以入睡，长期会导致失眠；三忌仰面而睡，正确姿势是右侧卧，仰卧时骨骼、肌肉处于紧张状态，对消除疲劳不利；四忌对灯而睡，灯光会使人体温、心跳、血压变得不协调，从而使人感到心神不安，容易惊醒。

对症手诊手疗

看手诊病

3线末端有"岛"形纹

手纹变化

三大主线上都有6线切过

手线变化

手疗治病

肾穴：按法20次

命门：按法20次

生殖区：摩法20次

生殖穴：按法20次

手疗流程	手疗部位	步骤	选穴	方法
	手心	第一步	肾穴	按法20次
		第二步	命门	按法20次
		第三步	生殖区	摩法20次
	手侧	第四步	生殖穴	按法20次

● 对症食疗

莲子百合粥：莲子、百合、粳米各30克同煮粥，每日早晚各服1次。适用于绝经前后伴有心悸不寐、怔忡健忘、肢体乏力、皮肤粗糙者。

甘麦饮：小麦30克，红枣10颗，甘草10克，水煎。每日早晚各服1次。适用于绝经前后伴有潮热出汗、烦躁心悸、忧郁易怒、面色无华者。

100

本章看点

- **尿路感染**
  尿路感染通常是指泌尿系统受细菌的直接侵犯而引起的炎症性病变

- **泌尿系结石**
  泌尿系结石是泌尿系的常见病

- **前列腺炎**
  前列腺炎是指前列腺特异性和非特异感染所致的急慢性炎症

- **肾炎**
  肾炎按照时间来划分，可分为急性肾炎与慢性肾炎

- **男性性功能障碍**
  男性性功能是一个复杂的生理过程，最常见的性功能障碍是阴茎勃起和射精异常

- **颈椎病**
  颈椎病是一种以退行性病理改变为基础的疾病

- **肩周炎**
  肩周炎全称为肩关节周围炎，本病好发于 50 岁左右的人

- **腰椎间盘突出**
  腰椎间盘由纤维环、髓核和骨骺软骨板等三部分组成

第十五章
泌尿生殖系统及运动系统疾病的手疗法

泌尿生殖系统对维持人体正常生理功能有着非常重要的作用。由于泌尿生殖系统受到病菌、病毒、微生物等病原体的感染或侵害所引发一系列疾病，统称为泌尿生殖系统疾病。运动系统疾病是发生于骨、关节、肌肉、韧带等部位的疾病，可表现为局部疾病，也可表现为全身性疾病。本章主要介绍泌尿生殖系统疾病及运动系统疾病的手诊手疗知识。

尿路感染

尿路感染通常是指泌尿系统受细菌的直接侵犯而引起的炎症性病变。此病以大肠杆菌侵犯而感染最为常见，也有副大肠杆菌、变形杆菌、葡萄球菌等。

● 症状反应

- ☐ 寒战、畏寒、发热。
- ☐ 全身不适、头痛、乏力。
- ☐ 食欲减退、恶心、呕吐。
- ☐ 腰痛、肾区不适。
- ☐ 尿频、尿急、尿痛，膀胱区疼痛。

● 病因分析

尿路感染是由细菌（极少数可由真菌、原虫、病毒）直接侵袭所引起的。

● 看手知健康

1. 小鱼际颜色发青。膀胱一区出现片状红晕或呈白色，肾区颜色发青或有青筋浮现，表明易患膀胱、泌尿系统疾病。

2. 手心温度突然升高，坤位青筋浮起，有急性肾盂肾炎并有全身症状。

3. 1线呈链状，2线末端出现羽毛样干扰纹，提示尿路感染。

专 家 支 招

问：我们假期去旅游度蜜月，怎么回来就得了急性尿路感染了？

答：由于旅游中上厕所不方便，许多旅游者怕上厕所就尽量少喝水，有尿意时也忍着，结果旅游还没结束，就出现尿频、尿急、尿痛等急性尿路感染的症状；新婚夫妇出游回来，出现尿频、尿急、尿痛、腰部酸痛、疲乏、食欲不振、体温升高等症状，原因就是性交过频，没有及时补充水分，每次性交后没有马上排尿，甚至旅行中长时间憋尿，这种发生在新婚期间的尿路感染也被称为"蜜月病"。

对症手诊手疗

看手诊病

膀胱一区片状红晕

肾区青筋浮现

小鱼际颜色发青

色泽特征

1线呈锁链状

2线末端出现羽毛样干扰纹

手线变化

手疗治病

命门：按法20次

生殖区：按法20次

太渊：按法20次

肾穴：按法20次

手疗流程	手疗部位	步骤	选穴	方法
	手侧	第一步	肾穴	按法20次
	手心	第二步	命门	按法20次
		第三步	生殖区	按法20次
		第四步	太渊	按法20次

● 对症食疗

玉米须车前饮：玉米须50克，车前子15克，甘草9克。用纱布包好车前子，与玉米须、甘草一起放入沙锅内，加适量清水煎30分钟即可，此为一日剂量，分3次服用。需注意的是孕妇忌服。

绿豆粥：绿豆50克，粳米50克，白糖适量。锅内加适量清水，先把绿豆下锅煮15分钟，再放入粳米继续熬煮到烂，加入白糖即可食用。此为1日剂量，分早晚两次服完。炎夏可放到冰箱内冷饮频食，当日喝完。

101

泌尿系结石

102

泌尿系结石是泌尿系统的常见病。结石可见于肾、膀胱、输尿管和尿道的任何部位。但以肾与输尿管结石为常见。

● 症状反应

- ☐ 剧烈运动、劳动、长途乘车后突然出现一侧腰部剧烈绞痛，向下腹及会阴部放射。
- ☐ 腹胀。

- ☐ 恶心。
- ☐ 血尿。
- ☐ 呕吐。

● 病因分析

1. 流行病学因素。包括年龄、性别、职业、社会经济地位等因素。

2. 解剖结构异常。如尿路梗阻，导致晶体或基质在引流较差部位沉积，尿液滞留继发尿路感染，有利于结石形成。

3. 尿液因素。形成结石物质排出过多；尿酸性减低，pH值增高；尿量减少，使盐类和有机物质的浓度增高；尿中抑制晶体形成物质含量减少等。

● 看手知健康

1. 小指指甲甲面出现白色斑点，提示尿路结石信号。

2. 坎位有"米"字纹或小方形纹符号，小指下坤位有三角纹、"米"字纹，均提示患有前列腺结石信号。

3. 3线末端有小岛纹，3线凝敛而较短，约占全线长2/3，提示易患肾及尿路结石症。

专家支招

问：泌尿系结石有哪些疗法呢？

答：针对结石部位的不同、大小的不同、性质的不同，结石的治疗方法也不相同。排石疗法：适合3~5毫米的输尿管结石，不适用于大结石或复杂性结石；体外碎石：适合小于2厘米的肾结石；激光碎石：适合肾多发或较大结石；弹道碎石：适合多发肾结石，特别适合铸型肾结石、多发肾结石患者；镜下碎石：适合输尿管中下段结石；开放手术：用于无法微创手术患者。

手足对症按摩全书

对症手诊手疗

看手诊病

坤位有三角形纹

坎位有"米"字纹

手纹变化

3线短且末端有小"岛"形纹

手线变化

手疗治病

腰腿脊反射区：按法20次

肾穴：摩法20次

生殖穴：摩法20次

手疗流程	手疗部位	步骤	选穴	方法
	手背	第一步	腰腿脊反射区	按法20次
	手侧	第二步	肾穴	摩法20次
		第三步	生殖穴	摩法20次

● 对症食疗

荸荠三金粥：粳米100克，荸荠150克，金钱草30克，鸡内金20克，海金沙15克。先煎金钱草、海金沙，去渣取汁。荸荠捣烂挤汁，鸡内金研细。荸荠汁、鸡内金粉和粳米加适量水煮粥，半熟时加入药汁，煮到粥成，代早餐服用。

核桃蜂蜜膏：核桃仁、蜂蜜各500克，琥珀60克。把核桃仁、琥珀磨成细粉，放入蜂蜜调成膏状，放入瓶中备用。每日早晚各服3汤匙，用白开水调服即可。

前列腺炎

前列腺炎是指前列腺特异性和非特异感染所致的急慢性炎症，从而引起的全身或局部症状。前列腺炎可分为非特异性细菌性前列腺炎、特发性细菌性前列腺炎、特异性前列腺炎、非特异性肉芽肿性前列腺炎、其他病原体引起的前列腺炎、前列腺充血和前列腺痛。

● 症状反应

□ 尿急。　　　　　　　　　　□ 尿频。

□ 尿时会阴部疼痛。　　　　　□ 余尿不尽。

□ 尿白浊，有炎性分泌物从尿道排出。　□ 神疲乏力。

□ 腰膝怕冷。　　　　　　　　□ 并发急性膀胱炎。

● 病因分析

1. 性生活不正常、长时间骑自行车、骑马或久坐，前列腺按摩过重或过于频繁造成前列腺充血也会引发前列腺炎。

2. 尿液刺激、淋球菌，非淋球菌等病原微生物感染等原因也可能导致前列腺炎。

● 看手知健康

1. 前列腺一区出现片状红斑，且前列腺二区出现大量的竖纹，提示患有慢性前列腺炎，膀胱炎的掌纹特征与其相似，只是纹理略高一些。

2. 前列腺一区会出现岛形纹，并在前列腺二区出现零乱竖纹，提示患有前列腺增生。

问：有什么方法可以自测是否得了前列腺炎？

答：①排尿后感到未完全排空；②在2个小时内不得不再次排尿；③排尿时多次终止又重新开始；④难以延迟排尿时间；⑤尿流无力；⑥必须通过按压或扯紧的方式来排尿；⑦夜间惊醒。上述情况"从不""少于1/5""少于一半""大约一半""超过一半""几乎总是"依次是"0"到"5"分，最后的得分0~7分为轻度症状；8~19分为中度症状；20~35分为重度症状。

手足对症按摩全书

对症手诊手疗

看手诊病

前列腺二区出现大量竖纹

无名指下有"丰"字纹

手纹变化

前列腺二区的凌乱竖纹

前列腺一区的"岛"形纹

手纹变化

手疗治病

肾穴：按法20次

生殖穴：按法20次

阳池：按法20次

劳宫：按法20次

神门：按法20次

手疗流程	手疗部位	步骤	选穴	方法
	手侧	第一步	肾穴	按法20次
		第二步	生殖穴	按法20次
	手心	第三步	劳宫	按法20次
	手背	第四步	阳池	按法20次
	手心	第五步	神门	按法20次

● 对症食疗

冬瓜海带薏苡仁汤：鲜冬瓜（连皮）250克，薏苡仁50克，海带100克。冬瓜切成粗块，海带切成细片状。同放进沙锅内，加适量清水煮汤食用。

公英银花粥：蒲公英60克，金银花30克，大米100克，白糖适量。将蒲公英、金银花同放进沙锅内，加适量清水煎汁，去渣取汁，加入大米煮成稀粥。粥成后加入白糖调味即可食用。每天2次。

第十五章 泌尿生殖系统及运动系统疾病的手疗法

(103)

肾炎

肾炎的种类很多，根据最初发病原因可分为原发性肾小球肾炎与继发性肾小球肾炎。按照时间来划分，则分为急性肾炎与慢性肾炎，又称为慢性肾小球肾炎。急性肾炎、慢性肾炎、肾病综合征等是原发性肾炎。

● 症状反应

☐ 高血压。　　　　　　☐ 头痛。

☐ 恶心。　　　　　　　☐ 呕吐。

☐ 失眠。　　　　　　　☐ 思维迟钝。

☐ 视力障碍。　　　　　☐ 黑蒙、昏迷、抽搐。

☐ 贫血、乏力、头晕。

● 病因分析

急性肾炎多见于链球菌感染后，而其他细菌、病毒及寄生虫感染亦可引起。慢性肾炎起始因素多为免疫介导炎症，但导致病情迁延及恶化的因素除免疫外，非免疫、非炎症因素也占重要地位。

● 看手知健康

1. 肝区颜色青暗无光泽，提示肾虚，小便次数频繁。

2. 1线直贯全掌，提示尿频、肾炎信号。

3. 3线下端肾区上有小方形纹，提示有肾囊肿倾向。

专家支招

问：前一阵子很忙，每天加班很晚，腰膝酸软也没在意，现在一检查竟然是肾炎，这是怎么回事啊？

答：据临床调查，约有70％的肾炎患者发病与长期过度劳累有关。所以当一段时间内非常劳累，并出现腰酸腰痛、尿中泡沫增多、夜尿增多、尿量减少、血尿、尿白蛋白排泄增多、眼睑或下肢水肿、头晕等症状时，就要到医院检查，迅速采取措施，以免延误肾炎的治疗。

手足对症按摩全书

对症手诊手疗

看手诊病

3线肾区上有小方形纹

手纹变化

1线直贯全掌

手线变化

手疗治病

肝胆穴：摩法20次

脾胃穴：摩法20次

肾穴：摩法20次

中冲：摩法20次

手疗流程	手疗部位	步骤	选穴	方法
	手侧	第一步	肾穴	摩法20次
		第二步	肝胆穴	摩法20次
		第三步	脾胃穴	摩法20次
	手心	第四步	中冲	摩法20次

● 对症食疗

水鸭厚朴汤：鲜水鸭1只，厚朴15克，杜仲15克，调料适量。把水鸭去毛去肠杂，洗净后切块，与厚朴、杜仲一起加水适量炖熟，放少许调料，吃肉饮汤，每日1剂，分数次服食。

山药粥：取山药30克，粳米适量，加水煮熟成粥，放入白糖适量，即可服用。此方具有健脾补肾之功，用于慢性肾炎水肿不甚而尿蛋白持续不消者。

104

男性性功能障碍

男性性功能障碍并不是一个孤立的疾病，而是男性在性活动过程中，包括性欲唤起、阴茎勃起、阴茎插入阴道、阴茎维持相当时间勃起状态和射精这五个连续的环节，其中任何一个环节发生障碍就可以称为性功能障碍。

● 症状反应

☐ 性欲低下。　　　☐ 性厌恶。

☐ 性欲亢进。　　　☐ 性欲倒错。

☐ 勃起障碍。　　　☐ 插入障碍。

☐ 射精障碍。　　　☐ 射精过早。

☐ 不射精。　　　　☐ 逆行射精。

● 病因分析

1. 婚姻状况不好，夫妻不和睦，也很难产生性欲望。

2. 某些疾病像先天性小睾丸、隐睾、睾丸萎缩、甲状腺功能亢进或减退、肝、肾、心、肺功能衰竭都可引起性欲低下。

3. 长期酗酒、吸毒亦会使性欲下降。

● 看手知健康

1. 11线呈"人"字形，且有很多干扰线切过，提示男性性生活过度，导致性功能低下。

2. 11线前端出现"十"字纹或"岛"纹，提示性生活有障碍。

专家支招

问：有什么比较简单有效的办法可以提高性能力，防止性功能障碍？

答：可早晚在床上进行按摩，第一种是按摩阴茎，具体做法是反复用手指温柔地抓捏阴茎，增强阴茎神经和血管的活性，可有效地提高性能力。另一种办法是刺激腹股沟管部，方法是分别用两个手指按压阴茎根部两侧，从上向下抚摩，刺激血液流向睾丸的通路，每日按摩一次具有强化睾丸功能的功效。

对症手诊手疗

看手诊病

11线前端出现"岛"形纹

手纹变化

11线呈"人"字形，且有干扰线切过

手线变化

手疗治病

命门：揉法20次

生殖区：揉法20次

肾穴：揉法20次

生殖穴：揉法20次

手疗流程	手疗部位	步骤	选穴	方法
	手心	第一步	命门	揉法20次
		第二步	生殖区	揉法20次
	手侧	第三步	肾穴	揉法20次
		第四步	生殖穴	揉法20次

● 对症食疗

三味鸡蛋汤：鸡蛋1个，去心莲子、芡实、山药各9克，冰糖适量。将莲子、芡实、山药熬成药汤，加入鸡蛋煮熟，汤内再加入冰糖即可食用。

莲子百合煲肉：将莲子去心，百合洗净，猪瘦肉洗净切片。将莲子、百合、猪瘦肉放入锅中，加适量水，用小火煲熟，调味后服用。

105

颈椎病

颈椎病又称颈椎综合征，是一种以退行性病理改变为基础的疾病，是颈椎骨关节炎、增生性颈椎炎、颈神经根综合征、颈椎间盘脱出症的总称。

● 症状反应

☐ 头、颈、肩、背、手臂酸痛。   ☐ 胸部紧束。

☐ 头晕、恶心呕吐。   ☐ 面部发热。

☐ 出汗异常。   ☐ 肩背部有沉重感。

☐ 上肢无力。   ☐ 手指发麻。

☐ 步态不稳，双脚麻木。   ☐ 二眼发胀。

☐ 脖子僵硬，活动受限。

● 病因分析

颈椎病通常是神经根受到刺激和压迫而引发的疾病。长期低头工作，姿势不当或者急速冲撞所造成的颈部伤害等急、慢性损伤，颈椎退化改变、颈部外伤和慢性酸痛，是引起颈椎病的主要因素。

● 看手知健康

1. 左手颈椎区有十字纹。

2. 命运线上有菱形纹。

3. 手背颈椎区有暗褐色或咖啡色斑点。

专家支招

问：本人最近总是感觉左手发麻，早上还会恶心干呕。请问这是脊椎病吗？有什么自我治疗的运动方法吗？

答：是颈椎病，手麻是颈部第六、七颈椎压迫神经引起的。建议平时做一些简单的运动。①颈部运动：头向前倾十次，向后仰十次，向左倾十次，向右倾十次。然后缓慢摇头，左转十次，右转十次；②摇动上肢：左臂摇动二十次，再右臂摇动二十次；③抓空练指：两臂平伸，双手五指作屈伸运动，可作五十次；④局部按摩：可于颈部、大椎穴、风池穴附近寻找压痛点、硬结点或肌肉绷紧处，在这些反应点上进行揉按、推指；⑤提揉两耳：用手提拉双耳，然后搓揉，待耳发热为止。

对症手诊手疗

看手诊病

左手颈椎区有"十"字纹

手纹变化

命运线上有菱形纹

手线变化

手疗治病

肩点：掐法20次

颈项点：掐法20次

头穴：揉法20次

颈肩穴：揉法20次

手疗流程	手疗部位	步骤	选穴	方法
	手背	第一步	颈项点	掐法20次
		第二步	肩点	掐法20次
	手侧	第三步	头穴	揉法20次
		第四步	颈肩穴	揉法20次

● 对症食疗

薏苡仁赤豆汤：薏苡仁50克，赤小豆50克，山药15克，梨（去皮）200克，冰糖适量。将原料洗净，加适量水，大火煮沸后小火煎，加适量冰糖即可食用。

木瓜陈皮粥：木瓜、陈皮、丝瓜络、川贝母各10克，粳米50克，冰糖适量。将所有原料洗净，先煎木瓜、陈皮、丝瓜络，去渣取汁后，加入切碎的川贝母，用适量冰糖调味即可食用。

106

315

肩周炎

肩周炎，又称漏肩风、冻结肩，全称为肩关节周围炎，本病好发于50岁左右的人，故又称"五十肩"。因患病以后，肩关节不能运动，仿佛被冻结或凝固，故称"冻结肩""肩凝症"。

● 症状反应

□ 肩部疼痛。　　　　　　□ 怕冷。

□ 肩关节活动受限。　　　□ 肩关节周围有压痛。

□ 肌肉痉挛与萎缩。

□ 严重时患肢不能梳头、洗面和扣腰带。

● 病因分析

肩部因素：长期过度活动，姿势不良等导致的慢性致伤因素；上肢外伤后，肩部固定过久，肩周组织继发萎缩、粘连；肩部急性挫伤、牵拉伤后治疗不当等。

肩外因素：颈椎病，脏腑疾病发生的肩部牵涉痛，原发病迁延不愈使肩部肌持续性痉挛、缺血，逐渐转变为真正的肩周炎。

● 看手知健康

1. 2线中央处，有2~3条竖立的6线切过。

2. 手背肩点周围有暗褐色斑点。

专 家 支 招

问：表姐在旅游时露营，回来肩部就出现了不适，会得肩周炎吗？

答：有可能。尤其是夏天，出汗过多，肩部外露情况下，在风扇下或阴凉通风处吹风过久，很容易导致肩周炎的发生。因此要避免在温暖或炎热的季节持续性过久的风吹。此外，经常伏案、双肩经常处于外展工作的人，应注意调整姿势，避免长期的不良姿势造成慢性劳损和积累性损伤。

对症手诊手疗

看手诊病

2线中央处，有2~3条竖立的6线切过

手线变化

手背肩点周围有暗褐色斑点

色泽特征

手疗治病

少冲：揉法20次

少泽：揉法20次

肩点：推法20次

腰脊点：推法20次

手疗流程	手疗部位	步骤	选穴	方法
	手背	第一步	少泽	揉法20次
		第二步	少冲	揉法20次
		第三步	肩点	推法20次
		第四步	腰脊点	推法20次

● 对症食疗

川乌薏苡仁粥：川乌粉末12克，薏苡仁30克，姜汁5毫升，蜂蜜10克。将材料放入锅中加水，先用大火煮沸，再用小火慢慢熬煮，成稀粥后加入姜汁、蜂蜜，搅匀后即成，空腹温热服下，每日1剂。

莲党杞子粥：粳米50克，党参50克，莲子50克，枸杞子15克，冰糖适量。用温水浸泡莲子，剥皮；全部原料放锅中，加水用大火烧沸，再用小火煮熟，加入冰糖调味，冰糖融化后即可食用。

107

108 腰椎间盘突出

腰椎间盘位于两个腰椎体之间，由纤维环、髓核和骨骺软骨板等三部分组成，随着年龄的增长，椎间盘逐渐发生变性、萎缩、弹性减退。当腰部受到一次较重的外伤或多次不明显的损伤时，就可能引起椎间盘的纤维环破裂，髓核从破裂口凸出，如向后凸，压迫邻近的神经根，则产生典型的坐骨神痛经症状。

● 症状反应

☐ 放射痛，自腰臀部放射至大腿、小腿及足背部。
☐ 咳嗽、喷嚏、大便、弯腰时疼痛加重。
☐ 活动时疼痛加剧，休息后减轻。
☐ 脊柱侧凸畸形，可凸向患侧，也可凸向健侧。
☐ 站立时躯体歪斜，行走时呈跛态。

● 病因分析

日常生活和劳动中的一些积累性损伤，使腰椎间盘反复承受挤压、屈曲和扭转等负荷，纤维环的后部就容易产生裂缝。随着反复的承重，裂缝逐渐增大，如果再发生外伤，就可能使纤维环破裂，神经根或马尾受到压迫，引起腰痛和放射性下肢痛。

● 看手知健康

1. 3线末端出现小凹陷。
2. 掌面地丘处，3线末端出现分叉纹，形成"人"状纹。

问：拼命工作，业绩突出后，腰椎间盘也跟着"突出"了，怎么办？
答：现代白领面对电脑工作，长期保持一种身体前倾20度的姿势，腰肌和腰部韧带的长期紧张，产生慢性劳损，降低了对腰部的稳定和保护，同时，久坐后腰椎间盘的超负荷引起腰椎间盘退变，在外力的作用下就容易使椎间盘纤维环破裂，髓核突出压迫神经而发生腰椎病变。所以办公室白领工作时一定要隔半个小时走动一下。

专家支招

318

对症手诊手疗

看手诊病

掌面地丘处，
3线末端出现
分叉纹，形成
"人"状纹

手纹变化

3线末端出现
小凹陷

手线变化

手疗治病

坐骨神经点：
按法20次

腰脊点：
按法20次

腰痛点：
按法20次

后溪：
按法20次

手疗流程	手疗部位	步骤	选穴	方法
	手背	第一步	腰脊点	按法20次
		第二步	腰痛点	按法20次
		第三步	坐骨神经点	按法20次
		第四步	后溪	按法20次

● 对症食疗

杜仲酒：杜仲30克，白酒500克。将杜仲浸于白酒中，密封7日后开封饮服。每次10～20克，每天2～3次。

桑枝母鸡汤：老桑枝60克，老母鸡1只，食盐少许。将母鸡去毛，将内脏洗净。桑枝刷洗干净，切成小段，加水适量与鸡共煮，待鸡烂汤浓时，加入食盐调味。食鸡肉饮汤。

108

本章看点

● 荨麻疹

荨麻疹俗称风疹块，是一种常见的过敏性疾病

● 银屑病

银屑病又称牛皮癣，以皮肤出现红斑及伴有闪光的银白色脱屑为

主要症状

● 湿疹

湿疹是最常见的一种急性或慢性的炎性皮肤病

● 过敏性鼻炎

过敏性鼻炎是一些特殊体质的人接触某些物质后发生的异常反应

● 牙痛

牙痛是以牙齿及牙龈红肿疼痛为主要表现的口腔疾患

● 白内障

白内障是由晶体全部或部分混浊而引起视力障碍的眼病

● 青光眼

青光眼的表现为眼内压增高、角膜周围充血、瞳孔散大、视力减

退等

● 急性结膜炎

急性结膜炎常见的自觉症状有异物感、烧灼感、痒感、怕光、流

泪等

……

第十六章
皮肤科及五官科疾病的手疗法

在医学上，皮肤病是有关皮肤的疾病，是严重影响人们健康的常见病、多发病之一，如麻风、疥疮、真菌病、皮肤细菌感染等。五官科疾病已经严重地影响到了我们日常的正常生活，对人体有很大的伤害。如鼻炎危害极大，当影响鼻腔的生理功能时，会引发血氧浓度降低，影响其他组织和器官的功能与代谢。本章介绍的是皮肤科和五官科疾病的手诊手疗知识。

荨麻疹

现代医学认为进食虾、蛋、奶，接触荨麻，吸入花粉、灰尘，虫蚊叮咬以及寒冷刺激、药物过敏等都可引起荨麻疹。荨麻疹俗称风疹块，是一种常见的过敏性疾病。根据临床诊断要点可分为寻常荨麻疹、寒冷性荨麻疹、日光性荨麻疹等。

● 症状反应

- □ 皮肤突然出现成块成团的风团。
- □ 异常瘙痒。
- □ 如发于咽喉，可致呼吸困难。
- □ 发于肠胃可致恶心、呕吐、腹痛。

● 病因分析

青霉素、磺胺类、呋喃唑酮、血清疫苗等药物，有时会通过免疫机制导致荨麻疹。病毒（如感冒病毒、肝炎病毒）、细菌（如金黄色葡萄球菌）、真菌和寄生虫（如蛔虫）等感染也会引起荨麻疹。对一些人来说，鱼、虾、蟹、蛋类等食物或某些香料调料都会引起荨麻疹。

● 看手知健康

1. 9线出现点断性连续，提示具有过敏性体质。
2. 两条9线重叠在一起，形成两层，或者一条9线，但很粗壮。

专家支招

问：中医有什么办法可以治疗荨麻疹？

答：(1)白英25克洗净切碎后，加2个鸡蛋煎成蛋饼服食。

(2)乌桕树根或葎草（拉拉藤）适量，煎水暖洗。

(3)生麻黄5克，乌梅肉10克，生甘草15克，水煎服，每日1剂。

(4)苍耳茎、叶、籽各等量，晒干研成粉末，每次服5克，上、下午各服1次，用开水调服，酌加蜂蜜或白糖。

对症手诊手疗

看手诊病

9线出现点断性连续，提示具有过敏性体质

手线变化

两条9线重叠在一起，形成两层，或者一条9线，但很粗壮

手线变化

手疗治病

后溪：揉法20次

合谷：揉法20次

肺穴：揉法20次

胃、脾、大肠区：摩法20次

手疗流程	手疗部位	步骤	选穴	方法
	手心	第一步	胃、脾、大肠区	摩法20次
		第二步	肺穴	揉法20次
	手背	第三步	后溪	揉法20次
		第四步	合谷	揉法20次

● 对症食疗

芋头煲猪排骨：芋头50克，猪排骨100克。芋头洗净切块，100克猪排骨洗净切块，同放沙锅中加水适量，用小火煲熟，每日2次。

冬瓜芥菜汤：冬瓜200克，芥菜30克，白菜根30克，芫荽25克，红糖适量。所有食材入锅用水煎，加适量红糖调匀即可服用。

(109)

银屑病

银屑病又称牛皮癣，中医又名"白疕"，是一种以皮肤出现红斑及伴有闪光的银白色脱屑为主要症状的皮肤病。这种疾病很常见而且易于复发，目前没有一种可以彻底根治此病的方法。按照临床表现，此病可以分为寻常型、红皮型等，其中以寻常型最为常见。

● 症状反应

- □ 皮肤上出现红色的丘疹。
- □ 融合成斑片或斑块。
- □ 斑块表面有较厚的、形状不规则的银白色磷屑。
- □ 刮掉皮屑可看到薄薄的一层红膜。
- □ 刮除红膜即可看到小小的出血点。

● 病因分析

1. 有银屑病家族史的人患银屑病的概率更大。
2. 在临床上有急性扁桃体炎、中耳炎、感冒等感染史的人也较容易得银屑病。
3. 精神紧张、思想焦虑、情绪抑郁、恐慌惊吓等情绪因素都会诱发银屑病。
4. 其他因素，如季节、气候、外伤、染发、暴饮暴食、吸烟、酗酒等也可能成为银屑病的诱因。

● 看手知健康

1. 1线下移，2线上移，两线形成狭窄的明堂。
2. 4线细小而弯曲。

专家支招

问：银屑病能预防吗？

答：首先要保持乐观的情绪，树立战胜疾病的信心，保持平和、安详的心境；其次要进行适当的休息及运动，增强抵抗力；再次要养成良好的饮食习惯，尽量不饮酒，不吸烟，不吃辛辣刺激食物以及羊肉、海鲜等腥膻之品；此外，对于感染伤口及炎症，尤其是扁桃体化脓肿大等病患要清除病灶；最后，可经常内服叶酸、维生素A、维生素C、维生素B_{12}等药物。

对症手诊手疗

看手诊病

1线下移，2线上移，两线形成狭窄的明堂

手线变化

4线细小而弯曲

手线变化

手疗治病

后溪：
按法20次

阳池：
按法20次

肺经：
推法20次

肝胆穴区：
摩法20次

手疗流程	手疗部位	步骤	选穴	方法
	手背	第一步	阳池	按法20次
		第二步	后溪	按法20次
	手心	第三步	肺经	摩法20次
		第四步	肝胆穴区	摩法20次

● 对症食疗

车前子薏苡仁粥：车前子15克，蚕砂9克，薏苡仁30克，白糖5克。将车前子和蚕砂分别装入棉布袋内，扎紧袋口放入锅内，加水烧开半小时。取出布袋，加入薏苡仁煮粥，快熟时用白糖调匀，即可食用。每天进食1次，10天为1个疗程。此粥能清热解毒，活血通络，祛风利湿。

110

湿疹

　　湿疹是最常见的一种急性或慢性的炎性皮肤病，主要表现为剧烈瘙痒、皮损多形性、对称分布、有渗出倾向、慢性病程、易反复发作等，任何年龄、任何部位都可能发生。湿疹的病因尚不十分清楚，一般认为与过敏或神经功能障碍等多种内外因素有关。

● 症状反应

- □ 阵发巨痒性。
- □ 洗澡、饮酒、被窝过暖及精神紧张后瘙痒严重。
- □ 急性损害多形性。
- □ 慢性湿疹边缘较清楚，皮肤有显著浸润和变厚。

● 病因分析

　　外因主要包括染料、药物、油漆、肥皂、洗衣粉、化妆品等各种化学物质的刺激，以及日光、紫外线、寒冷、炎热、干燥、潮湿、动物皮毛、羽绒、玻璃丝等物质的物理刺激。胃肠功能紊乱、肠寄生虫病、精神紧张、慢性酒精中毒、新陈代谢障碍、内分泌功能失调等慢性疾病，或者精神变化、失眠、疲劳等情绪因素都可引起湿疹。

● 看手知健康

　　1. 9线出现点断性连续，提示具有过敏性体质。

　　2. 两条9线重叠在一起，形成两层，或者一条9线，但很粗壮。

专家支招

　　问：中医对湿疹有没有外用药啊？

　　答：(1)有出水者，可用野菊花煎水作湿敷。

　　(2)微有出水者，可用青黛散加油调后外搽。

　　(3)丘疹、小水疱者，可用青黛散，黄柏粉、碧玉散（六一散加青黛）干扑。

　　(4)皮肤浸润肥厚者，可用青黛膏、疯油膏或湿疹膏（枯矾20克，熟石膏20克，雄黄7克，冰片1克，将药研碎过筛加凡士林200克调匀即成）外擦。

对症手诊手疗

看手诊病

9线出现点断性连续，提示具有过敏性体质

手线变化

两条9线重叠在一起，形成两层，或者一条9线，但很粗壮

手线变化

手疗治病

二间：
按法20次

合谷：
按法20次

心肺穴：
按法20次

肝胆穴：
按法20次

手疗流程	手疗部位	步骤	选穴	方法
手疗流程	手背	第一步	合谷	按法20次
手疗流程	手背	第二步	二间	按法20次
手疗流程	手侧	第三步	肝胆穴	按法20次
手疗流程	手侧	第四步	心肺穴	按法20次

● 对症食疗

茅根薏苡仁粥：鲜茅根30克，薏苡仁300克。把茅根煮20分钟，去渣取汁，放入薏苡仁煮成粥。可佐餐食用。

薏苡仁绿豆粥：绿豆50克，薏苡仁50克。绿豆和薏苡仁放入锅中，加水煮粥。可佐餐食用，具有清热利湿的功效。

111

过敏性鼻炎

过敏性鼻炎又称变态反应性鼻炎，是一些特殊体质的人接触某些物质后所发生的异常反应。中医学称"鼻鼽"。据调查，其发病率是全部鼻病患者的40.5%，可发生于任何年龄，不分性别，但青年人多见，可呈长年性发作或季节性发作，或在气候突变和异气异物刺激时发作。

● 症状反应

□ 眼睛发红发痒。　　　　□ 流泪。

□ 鼻痒。　　　　　　　　□ 鼻腔不通气。

□ 耳闷。　　　　　　　　□ 打喷嚏。

□ 眼眶下黑眼圈。　　　　□ 嗅觉下降或者消失。

□ 鼻涕多，多为清水涕，感染时为脓涕。

● 病因分析

过敏性鼻炎常由植物花粉作为季节性变应原引起。如树木、野草、农作物等在花粉播散季节，大量花粉随风飘游，被吸入呼吸道后，引发本病，故又称"花粉症"。常年性过敏性鼻炎则由与人起居密切相关的常年性变应原引起，如居室内尘土、屋尘螨虫、真菌、动物皮屑、羽毛、棉絮等。

● 看手知健康

1. 有9线出现。

2. 食指和中指指缝掌面处有方格纹，提示过敏性鼻炎。

专家支招

问：以为孩子得的是感冒，到医院一查竟然是过敏性鼻炎，幸亏发现得早！二者如何区别呢？

答：过敏性鼻炎和感冒的确有很多相似之处，很容易混淆。如果孩子早上起来打很多喷嚏，流清水鼻涕，像这种情况持续时间很长，用一般的感冒药后，症状不见好转的话，一定要考虑是否过敏性鼻炎在作怪。鼻炎一般分为变异性鼻炎和非变异性鼻炎，儿童过敏性鼻炎比较常见。

对症手诊手疗

看手诊病

食指和中指指缝掌面处有方形纹

手纹变化

有9线出现

手线变化

手疗治病

二间：
揉法20次

少商：
揉法20次

头穴：
揉法20次

颈肩穴：
揉法20次

	手疗部位	步骤	选穴	方法
手疗流程	手背	第一步	二间	揉法20次
	手心	第二步	少商	揉法20次
	手侧	第三步	头穴	揉法20次
		第四步	颈肩穴	揉法20次

● 对症食疗

黄花菜鱼头汤：胖头鱼鱼头100克，红枣15克，黄花菜15克，白芷8克，苍耳子6克，白术8克，食用油、生姜、盐各适量。鱼头洗净，锅内放油，烧热后把鱼头两面稍微煎一下。将鱼头、红枣（去核）、黄花菜等放入沙锅中，加500毫升水，以小火炖煮2个小时，再加盐即可。

112

牙痛

牙痛指牙齿因各种原因引起的疼痛，是以牙齿及牙龈红肿疼痛为主要表现的口腔疾患。其表现为：牙龈遇冷热刺激痛、面颊部肿胀等。

● 症状反应

☐ 牙有伸长感，咀嚼时痛。

☐ 垂直轻叩患牙有明显疼痛。

☐ 冷热刺激疼痛加剧。

☐ 颌下淋巴结肿、压痛。

☐ 牙龈红肿、溢脓、出血。

☐ 牙松动无力。

☐ 横叩病牙，有明显疼痛感。

☐ 根尖软组织有压痛，或有瘘管。

● 病因分析

中医认为牙痛是由于外感风邪、胃火炽盛、肾虚火旺、虫蚀牙齿等原因所致。

● 看手知健康

1. 拇指指甲前见红斑，提示得了牙龈炎、牙髓炎或龋齿。

2. 食指第二指节过粗。

专 家 支 招

问：除了吃药，还有什么办法可以快速地缓解牙痛？

答：按摩中指指尖正中的中冲穴一分钟，取同侧穴位，按揉时用力要均匀稳定，不要滑移。还可以按压肩井穴来治疗，此穴在大椎与肩峰连线的中点。让家人站在牙痛者背后，用右手拇指按压疼痛同侧穴位，逐渐加力以患者能忍受为度。按压约30秒钟后即放松，再压再放松，直到牙痛缓解和消失。

对症手诊手疗

看手诊病

拇指指甲前见红斑，提示得了牙龈炎、牙髓炎或龋齿

指甲特征

食指第二指节过粗

指节特征

手疗治病

感冒点：掐法20次

止痛点：掐法20次

心肺穴：擦法20次

肾穴：擦法20次

手疗流程	手疗部位	步骤	选穴	方法
	手背	第一步	止痛点	掐法20次
		第二步	感冒点	掐法20次
	手侧	第三步	肾穴	擦法20次
		第四步	心肺穴	擦法20次

● 对症食疗

雪梨豌豆炒百合：雪梨1个，豌豆（豌豆荚）200克，南瓜150克，柠檬半个，食用油50克，百合1个，食盐、味精各5克，淀粉少许。雪梨削皮切块，豌豆、百合掰开洗净，南瓜切薄片，柠檬挤汁。雪梨、豌豆、百合、南瓜过沸水后捞出，锅中油烧热，放入材料、调料炒1~2秒。用淀粉勾芡出锅即可。

113

白内障

白内障是由于新陈代谢或其他原因发生晶体全部或部分混浊，而引起视力障碍的眼病，中医属圆翳内障。

● 症状反应

- ☐ 晶状体混浊可能不是全部。
- ☐ 角膜混浊。
- ☐ 虹膜粘连。
- ☐ 两眼进行性的视力减退。
- ☐ 检查时看见瞳孔内有灰白色混浊。

● 病因分析

现代医学认为，老化、遗传、代谢异常、外伤、辐射、中毒和局部营养不良等可引起晶状体囊膜损伤，使其渗透性增加，丧失屏障作用，或导致晶状体代谢紊乱，使晶状体蛋白发生变性，形成混浊。

● 看手知健康

1. 无名指下方的1线上出现岛形纹，提示有眼病。
2. 2线过于短浅，易得白内障。
3. 无名指下的2线上出现岛形纹。

专 家 支 招

问：做了白内障手术，是不是肯定就能提高视力了？

答：如果患者眼部没有其他影响视力的疾病，手术进行顺利，术后视力应该提高，特别是被植入人工晶状体的患者，裸眼远视力一般能恢复到0.5以上，甚至达到1.0以上。如果术后仍看不清，就要检查瞳孔区是否残留有混浊的晶状体皮质皮囊膜，若瞳孔区透明，应检查玻璃体，眼底检查也尤为重要，以确诊是否有视网膜黄斑部病变、视神经萎缩等。

对症手诊手疗

看手诊病

无名指下方的1线上出现"岛"形纹，提示有眼病

手纹变化

2线过于短浅，易得白内障

手线变化

手疗治病

关冲：揉法20次

合谷：揉法20次

养老：揉法20次

眼点：揉法20次

	手疗部位	步骤	选穴	方法
手疗流程	手背	第一步	合谷	揉法20次
		第二步	养老	揉法20次
		第三步	关冲	揉法20次
	手心	第四步	眼点	揉法20次

● 对症食疗

山药红枣粥：山药60克，红枣30克，粳米100克，白糖适量。将山药切成颗粒，与红枣、粳米共煮成粥，粥成后加白糖调味即可，分两次食用。

黑豆桂圆羹：黑豆30克，桂圆15克。将黑豆、桂圆洗净，加适量水一起以小火炖煮，至豆熟后即可服食。

114

青光眼

因青光眼患者瞳孔多少带有青绿色，故有此名。青光眼是一种以眼内压增高且伴有角膜周围充血，瞳孔散大、视力急剧减退、头痛、恶心呕吐等为主要表现的眼病。

● 症状反应

☐ 视物发糊。　　　　　　☐ 角膜混浊。

☐ 眼痛。　　　　　　　　☐ 头痛。

☐ 恶心呕吐。　　　　　　☐ 眼压逐渐升高。

☐ 眼部酸胀。　　　　　　☐ 瞳孔扩大。

☐ 看灯光周围有彩色圈。

● 病因分析

原发性青光眼患者一般存在眼球小、眼轴短、远视、前房浅等解剖因素。如果再加上情绪波动、过久地在光线较暗的地方停留、低头阅读时间过长等，就可能诱发青光眼。继发性青光眼多由于外伤、炎症、出血、肿瘤等，破坏了房角的结构，使房水排出受阻而导致眼压升高而引起。

● 看手知健康

1. 1线无名指下方出现岛形纹。

2. 2线过于短浅。

3. 3线中央出现圆形纹。

专 家 支 招

问：患青光眼之前，有什么先兆吗？

答：可以通过以下方面来预测一下。①虹视症：看灯光时如果看到五颜六色的光环，就像雨；②雾视症：视物模糊，好像在雾中看外界景物一样；③眼胀痛：通常和雾视症同时发生，也有单独出现的；④偏头痛：一些慢性青光眼患者常常有偏头痛症状，也有全头痛的，这时要找眼科医生检查。

对症手诊手疗

看手诊病

1线无名指下方出现"岛"形纹

手纹变化

3线中央出现圆形纹

手线变化

手疗治病

眼点：掐法20次

肝胆穴：揉法20次

肾穴：揉法20次

手疗流程	手疗部位	步骤	选穴	方法
	手心	第一步	眼点	掐法20次
	手侧	第二步	肝胆穴	揉法20次
		第三步	肾穴	揉法20次

● 对症食疗

桂圆红枣汤：桂圆肉20克，红枣20颗。将桂圆肉、红枣同煮成汤。每日1剂。

豆糕：扁豆35克，豌豆35克，米粉250克。把扁豆、豌豆磨成粉，放入米粉，做成一定形状，蒸为豆糕，分次食用。

115

急性结膜炎

急性结膜炎是因为结膜经常与外界接触，受到外界的各种刺激和感染而引起的疾病。常见的自觉症状有异物感、烧灼感、痒感、怕光、流泪等。

● 症状反应

- □ 异物感。
- □ 烧灼感。
- □ 痒感。
- □ 怕光。
- □ 流泪。
- □ 结膜充血。
- □ 晨起不易睁眼。
- □ 眼睑重垂。
- □ 多量黏液或脓性分泌物附着于睑缘。

● 病因分析

这是一种过敏性、季节性、反复发作的双眼性结膜炎症，可有混合感染和原因不明者，也可能与感冒和疹病伴同存在，也可由风、粉尘、烟和其他类型的空气污染、电弧、太阳灯的强紫外光和积雪反射的刺激引起。

● 看手知健康

1. 无名指下方1线上出现岛形纹。
2. 3线中央处出现"○"形纹。

专家支招

问：游泳也会感染结膜炎吗？

答：游泳池的水经常是用漂白粉来抑制细菌的，漂白粉浓度高，强刺激容易引起眼结膜充血或导致非传染性结膜炎。如果漂白粉浓度低，容易滋生大量细菌病毒，也可能引起传染性结膜炎。所以游泳时应戴上泳镜，隔开水和眼睛的接触。游泳结束洗完手后再脱下泳镜，滴几滴具有消炎作用的眼药水，减少感染病菌的几率。如果眼睛出现充血、流泪、干涩、怕光、有异物感等症状，尽快到医院。

对症手诊手疗

看手诊病

无名指下方1线上出现"岛"形纹

手纹变化

3线中央处出现"○"形纹

手线变化

手疗治病

商阳：按法20次

二间：按法20次

合谷：按法20次

眼点：掐法20次

手疗流程	手疗部位	步骤	选穴	方法
	手背	第一步	合谷	按法20次
		第二步	二间	按法20次
		第三步	商阳	按法20次
	手心	第四步	眼点	揉法20次

● 对症食疗

冬瓜芫荽汤：冬瓜200克，芫荽10克，生姜、葱少许，调料适量。先将冬瓜去尽青皮及瓤籽，切成薄片，油炒，后入葱、生姜、调料等，加水煮沸至熟，出锅时加入芫荽佐餐。

凉拌西瓜皮：西瓜皮200克，食盐、味精、葱、生姜适量。西瓜皮削去绿衣，洗净，切丝，加入调料，拌匀后佐餐食用。

116

咽喉炎

咽喉炎是由细菌引起的一种疾病，属耳鼻喉科的常见疾病。可分为急性咽喉炎和慢性咽喉炎两种，咽部黏膜和淋巴组织的炎性病变为慢性咽炎。

● 症状反应

□ 流涎。　　　　　　　　　□ 咽部触压敏感。

□ 咽腔潮红肿胀。　　　　　□ 咽痛。

□ 咽痒。　　　　　　　　　□ 吞咽困难。

□ 发热。　　　　　　　　　□ 声音嘶哑。

□ 声粗。　　　　　　　　　□ 失音。

□ 似常有痰而又不易咳出。

● 病因分析

咽喉炎常由受凉、劳累等诱发，因细菌、病毒侵犯咽喉部的黏膜而引起。长期吸烟、饮酒、食用辛辣刺激、油煎炸类食物容易引起咽喉炎。鼻炎、支气管炎、鼻窦炎、牙龈炎等疾病治疗不力都可能造成慢性咽喉炎。贫血、便秘、下呼吸道慢性炎症、心血管疾病等也可继发本病。

● 看手知健康

1. 离位有一条与1线平行的6线，颜色多偏红。

2. 离位的6线上有"米"字纹、"十"字纹或"井"字纹。咽喉区有"井"字纹、凸起的黄色斑点或青暗色斑。

专家支招

问：姐姐得了咽喉炎，但是要给宝宝喂奶，这种情况宝宝会被传染吗？

答：咽喉炎不属于传染病，不会影响宝宝，但是最好不要过分亲近宝宝，因为得了咽喉炎会有口气。

对症手诊手疗

看手诊病

咽喉区出现"井"字纹

6线上有"米"字纹

手纹变化

出现一条与1线平行的6线

6线
1线

手线变化

手疗治病

少商：
推法20次

胸腔反射区：
摩法20次

商阳：
推法20次

咽喉点：
点法20次

手疗流程	手疗部位	步骤	选穴	方法
	手心	第一步	少商	推法20次
		第二步	胸腔反射区	摩法20次
	手背	第三步	商阳	推法20次
		第四步	咽喉点	点法20次

● 对症食疗

海带汤：海带300克，白糖适量。将海带洗净，切丝，用沸水烫一下捞出，加适量白糖腌3日，可佐餐食用。

橄榄茶：橄榄2颗，绿茶1克。先将橄榄连核切成两半，与绿茶一起放入杯中，冲入开水加盖闷5分钟后饮用。

117

本章看点

● **支气管炎**
  支气管炎的特点是支气管腺体增生、黏液分泌增多

● **哮喘**
  哮喘是由支气管痉挛所引起的常见的呼吸道疾病

● **肺结核**
  肺结核是由结核杆菌引起的一种呼吸道传染病

● **肺炎球菌性肺炎**
  肺炎球菌肺炎是肺炎链球菌引起的急性肺泡性炎症

● **流行性感冒**
  流行性感冒是流感病毒引起的急性呼吸道感染

第十七章
呼吸系统疾病的手疗法

　　呼吸系统疾病是一种常见病、多发病，主要病变在气管、支气管、肺部及胸腔，病变轻者多咳嗽、胸痛、呼吸受影响，重者呼吸困难、缺氧，甚至呼吸衰竭而致死。呼吸系统在人体的各种系统中与外环境接触最频繁，接触面积大。本章节主要教你如何判断呼吸系统疾病的手诊知识及自我治愈和缓解病情的手疗法。

支气管炎

慢性支气管炎是由于感染或非感染因素引起气管、支气管黏膜及其周围组织的慢性非特异性炎症，其特点是支气管腺体增生、黏液分泌增多。化学气体如氯、氧化氮、二氧化硫等烟雾刺激支气管黏膜，使肺清除功能遭受损害，导致慢性支气管炎；吸烟和呼吸道感染为慢性支气管炎主要的发病因素；过敏因素与慢性支气管炎的发病有一定关系。

● 症状反应

- ☐ 发作咳嗽。
- ☐ 咳痰不停，冬秋加剧。
- ☐ 气急不能平卧。
- ☐ 并发肺气肿。
- ☐ 咯痰。
- ☐ 哮喘样发作。
- ☐ 伴有喘息。
- ☐ 呼吸困难。

● 病因分析

慢性支气管炎是由感染或理化因素等引起的气管、支气管黏膜及其周围组织的慢性炎症，机体免疫力低下及自主神经功能失调对慢性支气管炎的形成及发展亦起重要作用。急性支气管炎是由病毒和细菌感染，或因物理、化学因素的刺激而引起的急性炎症。慢性支气管炎也是由病毒、细菌感染或是由物理、化学因素刺激所引起的。

● 看手知健康

1. 患者指甲色暗，甲面上出现纵沟，提示气管开始有炎症侵入。

2. 1线紊乱，出现羽毛状细纹，小鱼际兑位可见纵纹，提示呼吸系统功能低下，不能抵御外邪，易患感冒。

专家支招

问：我爷爷卧病在床，有慢性支气管炎，总有痰，排痰时要注意什么吗？

答：在家庭中可以一般用翻身、叩背法，确实不能起床的患者也应由家属经常为之翻身、叩背，因为这些活动能够产生体位改变和肺部震动，利于痰液排出。叩背时家属将五指并拢，掌心屈曲，要顺气管走向，从下往上、由两侧向中间轻叩患者背部，同时鼓励患者咳嗽，顺利地将痰液排出。

对症手诊手疗

看手诊病

1线出现羽毛状细纹

下行纵纹

手纹变化

指甲色暗，甲面上出现纵沟

指甲特征

手疗治病

劳宫穴：按法20次

鱼际穴：摩法15次

肺穴：掐法15次

胸腔呼吸器官区：摩法15次

手疗流程	手疗部位	步骤	选穴	方法
	手心	第一步	劳宫穴	按法20次
		第二步	鱼际穴	摩法15次
		第三步	肺穴	掐法15次
		第四步	胸腔呼吸器官区	摩法15次

● 对症食疗

无花果糖水：无花果30克，枸杞子少许，冰糖适量。将无花果、枸杞子洗净。无花果与枸杞子加水一起放入砂煲内，再加入冰糖煮沸即可。

川贝雪梨饮：川贝10克，雪梨1个，冰糖适量。将川贝冲洗净；雪梨去皮、核，切成块。川贝、雪梨下入锅中，加适量的水和冰糖，煮开后再煲10分钟即可。

118

哮喘

哮喘，是由支气管痉挛所引起的，是一种很常见的呼吸道疾病。临床表现为反复发作的喘息、气促、胸闷或咳嗽等症状，呼气性呼吸困难反复发作，发作时不能平卧，发并会咳出白色泡沫痰。多在夜间或凌晨发病。

◉ 症状反应

- ☐ 干咳。
- ☐ 胸闷。
- ☐ 发作时不能平卧。
- ☐ 白色泡沫痰。

- ☐ 流涕。
- ☐ 咳嗽。
- ☐ 呼吸困难。

◉ 病因分析

遗传因素是哮喘的一个重要病因。环境因素在哮喘发病中也起到重要的促发作用。相关的诱发因素较多，包括吸入性抗原，如尘螨、花粉、真菌、动物毛屑等，各种非特异性吸入物，如二氧化硫、油漆、氨气等；感染因素，如病毒、细菌、支原体或衣原体等引起的呼吸系统感染；食物性抗原如鱼、虾蟹等。

◉ 看手知健康

1. 1线、2线变浅。有9线或10线出现，平时会出现干咳和流涕。

2. 1线尾端纹线深重杂乱、色暗，无名指下有"丰"字纹，病情加重会出现呼吸困难、胸闷等症状。

专 家 支 招

问：喷雾剂要怎么用才算正确呢？

答：使用时先深吸一口气，将气呼出后，再将雾化器的接口端放入口内，按下压力阀将药雾喷入口中，缓缓深吸气，一边吸气一边雾化，根据病情需要喷1至数次。喷完药物气，深吸一口气使药物到达气道，然后屏住呼吸5~10秒，让药物沿气管、支气管进入下呼吸道远端再恢复呼吸，最后用水反复漱口，吐出。

对症手诊手疗

看手诊病

1线尾端杂乱

无名指下有"丰"字纹

手纹变化

9线或10线出现

手线变化

手疗治病

肺穴：掐法15次

咳喘点：掐法15次

胃、脾、大肠反射区：掐法15次

太渊穴：按法15次

手疗流程	手疗部位	步骤	选穴	方法
	手心	第一步	肺穴	掐法15次
		第二步	胃、脾、大肠反射区	掐法15次
		第三步	咳喘点	掐法15次
		第四步	太渊穴	按法15次

● 对症食疗

肉丝炒菠菜：猪瘦肉150克，菠菜300克，小虾15克，食用油50毫升，酱油、醋、味精、香油各适量。将菠菜用开水泡透后捞出，入冷开水中过凉。猪瘦肉切丝；小虾用温水泡发；锅内放入食用油烧热，下入肉丝、菠菜、小虾煸炒，再加少许酱油、醋、味精、香油拌匀即可。

肺结核

结核病是由结核杆菌引起的一种慢性传染病。其传染途径主要是由口、鼻经呼吸道侵入，故多以肺部直接感染常见。正常人靠先天性免疫可抑制结核菌繁殖，获得免疫。如果机体免疫力低下或侵入的细菌量多，毒性强，则可形成结核病灶，导致肺结核。

● 症状反应

- ☐ 低热。
- ☐ 乏力。
- ☐ 食欲不振。
- ☐ 体重减轻。
- ☐ 咳嗽。
- ☐ 盗汗。
- ☐ 少量咯血。
- ☐ 干咳或只有少量黏液。

● 病因分析

肺结核是由结核杆菌引起的一种呼吸道传染病。多数患者是通过呼吸道感染的。结核杆菌在阴暗潮湿的环境中可以存活几个月。当患有活动期肺结核的患者吐痰后，结核菌就可随干了的痰迹飞散到四周，随时都可以感染健康人。

● 看手知健康

1. 感染初期局部颜色绯红，随病情进展逐渐变暗变淡，至病灶愈合，肺一区大面积表现为灰色。肺二区光泽暗淡，有固定的青色斑点。

2. 1线、2线、3线开端紊乱，中间有障碍线切过。

问：我的女朋友是肺结核人群，我和她在一起会被传染吗？我该怎样防范？

答：如果你女朋友的肺结核处于发病期，痰菌的检查又为阳性，那么，传染性是很强的，最好隔离。如果她的肺结核处于恢复期，痰菌性质为阴性，那么，传染性很小，平时在家中保持空气对流，注意经常开窗通风，你与她最好不要近距离或是亲密接触，等到她的肺结核病完全治愈后，就没有问题了。

对症手诊手疗

看手诊病

肺一区大面积表现为灰色

肺二区光泽暗淡，有固定的青色斑点

色泽特征

有障碍线切过三大主线

三大主线开端紊乱

手线变化

手疗治病

咳喘点：掐法20次

胸腔呼吸器官区：摩法20次

少商：擦法15次

心肺穴：掐法20次

手疗流程	手疗部位	步骤	选穴	方法
	手心	第一步	咳喘点	掐法20次
		第二步	少商	擦法15次
		第三步	胸腔呼吸器官区	摩法20次
	手侧	第四步	心肺穴	掐法20次

● 对症食疗

羊髓生地羹：羊脊髓、蜂蜜各50克，黄酒25克，熟羊脂油15克，生地10克，生姜丝、食盐各少许。把羊脊髓、生地放入锅内，加水煮汤至熟透，去渣取汁，加入熟羊脂油、生姜丝、黄酒、蜂蜜、食盐等，加热至沸即可。具有滋阴清热，止咳化痰的功效，可用于治疗肺结核之低热、咳嗽、咳痰等症。

120

肺炎球菌性肺炎

肺炎球菌性肺炎是肺炎链球菌引起的急性肺泡性炎症。临床上以突发寒战、高热、胸痛、咳嗽为其特点，以20～40岁的青壮年患病较多，冬春季发病率较高。

● 症状反应

☐ 起病多急骤。   ☐ 高热。

☐ 寒战。   ☐ 全身肌肉酸痛。

☐ 胃纳锐减。   ☐ 恶心。

☐ 腹痛或腹泻。   ☐ 痰少，可带血或呈铁锈色。

☐ 体温通常在数小时内升至39～40℃。

☐ 患侧胸痛，咳嗽或深呼吸时加剧。

● 病因分析

机体免疫功能正常时，肺炎链球菌是寄居在口腔及鼻咽部的一种正常菌群，其带菌率常随年龄、季节及免疫状态的变化而有差异。当患者受凉、淋雨、疲劳、醉酒、病毒感染等导致机体免疫功能受损时，有毒力的肺炎链球菌入侵人体则会致病。

● 看手知健康

1. 3线起始处靠近大拇指下有干扰线切过，提示肺炎信号。

2. 无名指与中指的交界处有一"井"字纹，3线中央部位有狭长岛纹，提示这种肺炎是一种急性肺泡性炎症。

专家支招

问：肺炎球菌性肺炎是怎样引起的？

答：肺炎链球菌存在于正常人的上呼吸道，当机体抵抗力降低时，细菌侵入下呼吸道，在肺泡内繁殖。肺炎链球菌不产生毒素，不引起组织坏死或形成空洞，只引起炎症，可为肺段或整个肺叶的炎症性实变，上呼吸道感染、受凉、淋雨、醉酒、过度疲劳常为诱因。

对症手诊手疗

看手诊病

- 无名指与中指的交界处有"井"字纹
- 3线中央部位有一大"岛"形纹

手纹变化

- 干扰线切过3线

手线变化

手疗治病

- 少商：揉法15次
- 肺穴：捻法15次
- 咳喘点：掐法20次
- 阳溪：揉法15次

手疗流程	手疗部位	步骤	选穴	方法
	手心	第一步	肺穴	捻法15次
		第二步	咳喘点	掐法20次
		第三步	少商	揉法15次
	手背	第四步	阳溪	揉法15次

● 对症食疗

土茯苓煲瘦肉：猪瘦肉450克，山药30克，土茯苓20克，食盐适量。猪瘦肉滚烫后切成小块。全部材料入沙锅加1000毫升水，煮开后再用小火煲3个小时，加食盐调味起锅。

121

流行性感冒

流行性感冒是流感病毒引起的急性呼吸道感染，也是一种传染性强、传播速度快的疾病。其主要通过空气中的飞沫、人与人之间的接触或与被污染物品的接触传播。

● 症状反应

☐ 干咳。

☐ 流鼻涕。

☐ 呼吸困难。

☐ 胸闷或咳嗽。

● 病因分析

流行性感冒是由流感病毒引起的急性呼吸道传染病，流行病毒有甲、乙、丙三型。感冒发生的主要原因是体虚，抗病能力减弱等，再加上气候剧变，人体内外功能不能适应外界环境变化，邪气乘虚由皮毛、口鼻而入，导致感冒。

● 看手知健康

1. 手掌笼罩着一层暗灰色，各处青筋浮现，光泽度差，鼻区发青，气管部位有微凸，色白或灰暗。肺区暗淡或青筋凸起。

2. 震位表层青暗，青筋浮起，触之不平。

3. 3线靠近掌心处有众多胚芽毛状纹，提示此种人怕冷，容易感冒。

专家支招

问：每年秋冬交替之际，感冒或流感就会流行，有什么方便可行的预防方法吗？

答：每晚用较热的水泡脚15分钟，水量没过脚面，泡后双脚要发红，可预防感冒。感冒初起时，可用电吹风对着太阳穴吹3~5分钟热风，每日数次，可减轻症状。此外，勤洗手、经常开窗、不与患者有身体接触、适当休息、多喝水、保持生活规律等都是预防流感需注意的事项。

手足对症按摩全书

对症手诊手疗

看手诊病

色泽特征

鼻区颜色发青

肺二区暗淡，有青筋凸起

气管区发白或灰暗有微微凸起

手纹变化

3线靠近掌心处有众多胚芽毛状纹

手疗治病

太渊：按法15次

列缺：掐法15次

呼吸器官区：摩法30次

肺穴：摩法20次

手疗流程	手疗部位	步骤	选穴	方法
	手心	第一步	太渊	按法15次
		第二步	列缺	掐法15次
	手心	第三步	肺穴	摩法20次
		第四步	呼吸器官区	摩法20次

● 对症食疗

瘦菊豆枸杞汤：菊花10克，绿豆30克，枸杞子20克，红糖适量。将绿豆洗净，用清水浸约半个小时；枸杞子、菊花洗净。把绿豆放入锅内，加适量清水，大火煮沸后，小火煮至绿豆开花。然后加入菊花、枸杞子，再煮20分钟，加入红糖调味即可。

第十七章 呼吸系统疾病的手疗法

122

图书在版编目（CIP）数据

手足对症按摩全书 / 赵鹏, 郑书敏主编. —南京：
江苏凤凰科学技术出版社, 2016.6（2021.1 重印）
（含章·健康养生堂书系）
ISBN 978-7-5537-3562-7

Ⅰ. ①手… Ⅱ. ①赵… ②郑… Ⅲ. ①手 – 按摩疗法
（中医）②足 – 按摩疗法（中医）Ⅳ. ①R244.1

中国版本图书馆CIP数据核字(2014)第164483号

手足对症按摩全书

主　　　　编	赵　鹏	郑书敏	
责 任 编 辑	樊　明	祝　萍	
助 理 编 辑	曹亚萍		
责 任 校 对	郝慧华		
责 任 监 制	方　晨		

出 版 发 行	江苏凤凰科学技术出版社
出版社地址	南京市湖南路 1 号 A 楼，邮编：210009
出版社网址	http://www.pspress.cn
印　　　刷	文畅阁印刷有限公司

开　　　本	718 mm × 1 000 mm　1/16
印　　　张	22
字　　　数	250 000
版　　　次	2016年6月第1版
印　　　次	2021年1月第2次印刷

标 准 书 号	ISBN 978-7-5537-3562-7
定　　　价	45.00元

图书如有印装质量问题，可随时向我社出版科调换。